**치매 쇼크
치매 혁명**

치매 쇼크
치매 혁명

저자 KBS 생로병사 제작팀

amStory

프롤로그

CHAPTER 1   치매 쇼크

- 14   제주도 인구보다 많은, 대한민국 치매 인구 84만 명
- 17   혹시 나도 치매일까? 치매 전 단계, 경도인지장애 인구 194만 명
- 21   잠재적 치매 인구, 치매 환자 가족 350만 명
- 31   치매도 옮는다

CHAPTER 2   치매, 누구냐 넌?

- 38   치매란 무엇인가
- 45   어느 날, 당신도 치매에 걸릴 수 있다
- 49   치매에 걸린 뇌 VS 일반인 뇌
- 52   갑작스러운 변화는 치매 증상일 수 있다
- 54   혹시 나도 치매? 치매 위험 시그널과 자가진단법
- 56   치매 왜 걸리는가?
- 65   치매 치료법은?

CHAPTER 3   치매, 아직 희망은 있다
호전된 치매 환자들의 비밀

74	치매 치료에도 골든 타임이 있다
80	환자 중심의 보살핌이 치매를 낫게 한다
86	잘 먹으면 좋아질 수 있다
96	뇌 가소성 이론, 치매 극복의 열쇠

CHAPTER 4   전 세계는 지금 치매와 전쟁 중

106	WHO 치매 예방 가이드라인
111	현존하는 세계 최초, 최고의 치매 예방 프로그램, 핀란드의 핑거 프로그램
117	핀란드의 메모 요가와 메모 댄스
124	덴마크의 스벤보르 치매 마을
128	일본의 다양한 케어 프로그램
136	한국의 슈퍼브레인 프로젝트(한국형 핑거 프로그램)

CHAPTER 5 **치매 혁명**
죽을 때까지 치매에
걸리지 않는 5가지 비밀

146	예방의 시작은 생활 습관 혁명부터
152	치매 없이 사는 비밀 1 : 식단
160	치매 없이 사는 비밀 2 : 움직임
166	치매 없이 사는 비밀 3 : 어울림
175	치매 없이 사는 비밀 4 : 취미
181	치매 없이 사는 비밀 5 : 반려동물
186	치매 없는 건강한 뇌를 위한 전문가들의 제언
	333 치매 예방수칙
	배운다음 줄이자
	진인사대천명고

에필로그

부록

197 슬기로운 치매 생활 안내서

전국 치매안심센터 정보

국내 다양한 치매 관련 서비스

217 치매 관련 시설 이용 Q&A

219 치매 관련 주요 기관 정리

프롤로그

"2050년에는 300만 명까지 증가"
"80세가 넘으면 네 분 중, 한 분이 치매입니다"

인터뷰 도중 듣게 된 치매에 대한 현실은 '쇼크' 그 자체였습니다. 그런데 이보다 더 놀라웠던 건 대한민국의 치매 인구가 전 세계적으로 가장 빠른 속도로 증가하고 있고 늘어만 가는 노인 인구수를 감안할 때, 진정한 치매 쇼크는 이제부터 시작이라는 점이었습니다. 치매의 원인 중 가장 큰 위험 인자는 '나이'입니다. 나이가 들면서 뇌세포의 수는 자연스럽게 줄어드는데, 이는 치매로 발전할 위험성을 높이기 때문입니다. 단언컨대, 우리 뇌도 요즘처럼 오래 살아본 경험이 없습니다. 조선 시대에는 평균 수명이 40세였고 60세만 돼도 장수로 여겼습니다. 하지만 요즘은 평균 수명이 늘어, 80세는 기본이고 웬만하면 100세, 자칫하면 120세까지 사는 시대가 되었습니다.

우리나라는 2000년에 65세 이상 인구, 즉 노인 인구가 총인구의 7%를 차지하는 고령화 사회를 넘어 2017년에는 노인 인구가 14%를 차지하는 고령 사회가 되었습니다. 2025년이면 노인 인구가 20%를 차지하는 초고령 사회에 도달할 전망입니다. 놀라운 사실은 고령 사회에서 초고령 사회로 진입하기까지 걸린 시간이 불과 25년이라는 점입니다. 프랑스가 143년, 미국이 88년, 독일이 77년이었음을 감안하면 엄청나게 빠른 증가 속도입니다.

이뿐만이 아닙니다. 통계청 전망에 의하면, 노인 인구는 2040년에 33.9%, 2067년이면 46.5%로 우리나라가 전 세계 노인 인구 1위 국가에 등극한다고 합니다.

노인 인구의 증가는 필연적으로 치매 인구의 증가를 부릅니다. 앞서 말한 수치로 봤을 때 미래의 우리나라가 전 세계를 통틀어 치매 1위의 나라가 되지 않을까 우려스럽습니다.

뇌는 천억 개가 넘는 수많은 신경 세포로 이루어져 있고, 그 신경 세포들은 다시 약 천 조개의 시냅스를 만들어내고 있을 만큼 복잡하게 이루어져 있습니다.

뇌의 무게는 1.4~1.6kg로 성인 몸무게의 3~5% 정도밖에 되지 않지만 심장에서 내뿜는 피의 약 25%가 흐르고, 우리가 먹는 에너지의 25~30%를 소모합니다. 이렇듯 인체에서 가장 중요한 기관이지만 수많은 노력과 연구에도 불구하고 뇌는 아직도 미지의 영역입니다.

주지하다시피 치매는 증상을 경감하거나 진행을 지연시키는 약만 존재할 뿐 아직까지 근본적인 치료제가 없는 탓에 암보다 더 무서운 존재로 인식되고 있습니다. 여기에 하나 더, 치매가 정말 무서운 이유는 환자 자신의 삶뿐만 아니라 주변이나 사랑하는 가족의 삶을 더불어 고통스럽게 만드는 이른바 '모두가 함께 앓는 병'이라는 점입니다. 도대체 치매는 왜 생기는 걸까요? 엄밀히 말하면 치매는 뇌의 문제에서 비롯됩니다. 어떠한 이유에서든 뇌가 아프거나 건강하지 못하게 되어 발생하는 문제입니다.

치매 발병을 단 몇 년만이라도 늦추거나 예방할 수 있게 된다면 지구 공동체가 감내해야 할 심각한 사회문제와 천문학적인 비용을 획기적으로 줄일 수 있게 됩니다. 그렇다면, 치매를 막을 방법은 정녕 없는 것일까요? 과연 어떻게 하면 치매에 걸리지 않고 행복한 삶을 누릴 수 있을까요?

〈생로병사의 비밀〉'치매 쇼크', '치매 혁명' 두 편의 방송을 방영하면서, 위와 같은 생각을 하고 계신 분들이 많다는 걸 알게 됐습니다. 그래서 더 많은 분들이 관련 내용을 볼 수 있도록 방송 내용과 함께 방영되진 못했지만 준비를 하면서 알게된 정보들을 한눈에 보기 쉽게 정리했습니다. 또한 치매를 막연히 걱정만 하시는 분들을 위해 실질적으로 도움이 될 수 있도록 나라에서 지원하는 치매안심센터 등을 소개하고 치매 환자 더 나아가 치매 환자 가족에게도 도움이 될 수 있는 다양한 정보를 담았습니다. 이 책이 치매에 대한 막연한 두려움과 공포를 넘어 이겨낼 수 있다는 자신감과 용기로, 그리고 일상생활을 바꾸는 작은 혁명이 되기를 기원합니다. 그래서 누구나 꿈꾸는 '치매 없이 건강하고 행복한 삶'을 살아가는 데 도움이 되기를 진심으로 기대합니다.

2021. 8
KBS 생로병사 제작팀
전 수 영 PD

**DEMENTIA
SHOCK
DEMENTIA
REVOLUTION**

CHAPTER
1

치매 쇼크

제주도 인구보다 많은,
대한민국 치매 인구 84만 명

천호진, 차화연 주연의 드라마 〈한 번 다녀왔습니다 KBS〉.
유동근, 장미희 주연의 드라마 〈같이 살래요 KBS〉.
김혜자, 한지민 주연의 드라마 〈눈이 부시게 JTBC〉.
감우성, 김하늘 주연의 드라마 〈바람이 분다 JTBC〉.
고현정, 조인성 주연의 드라마 〈디어 마이 프렌즈 tvN〉.
박인환, 송강 주연의 드라마 〈나빌레라 tvN〉.
나문희, 이희준 주연의 영화 〈오! 문희〉.
이순재, 정영숙 주연의 영화 〈로망〉.

최근 몇 년 사이에 방영, 개봉하며 인기를 끌었던 이들 TV 드라마와 영화의 공통점은 '치매'다.
치매는 언제부터인가 TV 드라마나 영화의 단골 소재가 되고 있다. 학계에서는 이미, 치매를 '흔한 질병 Common Disease'이라고 정

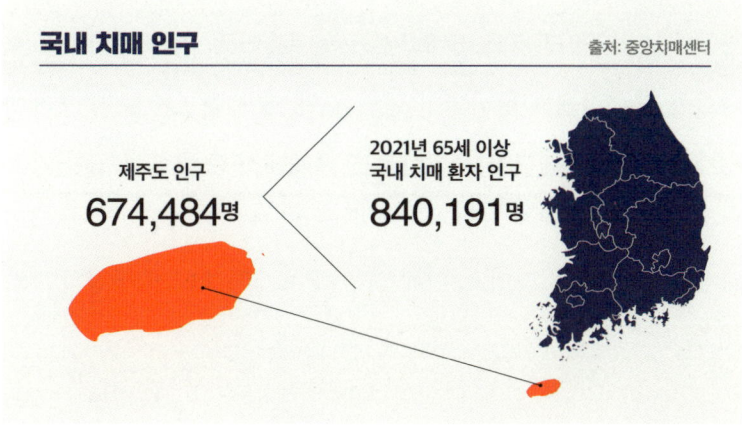

의하고 있다.

그렇다면, 우리 주변에는 얼마나 많은 치매 환자가 있을까?

숫자로 확인한 치매의 현황은 우리가 상상하는 것보다 심각하다. 현재 우리나라 노인 인구 중 추정 치매 환자 수는 무려 84만 명에 달한다. 치매에 걸린 환자의 숫자를 토대로 국내 노인 인구 내 유병률로 따지면 10%가 넘는 수치다. 다시 말해 노인 10명 중 1명은 치매에 걸린다는 이야기다.

84만 명이라는 숫자가 피부에 와닿지 않을 수 있다. 제주도 전체 인구가 70만 명이 안된다는 사실을 알고 나면, 치매 인구 84만 명이 얼마나 크고, 많은 숫자인지 조금은 가늠할 수 있을까? 우리는 지금, 우리나라 한 개 도道 인구가 넘는 치매 환자와 함께 살고 있는 셈이다.

문제는 치매 환자의 절대다수가 노년층인데, 전 세계적으로 고령화가 급속하게 진행되면서 치매 환자 역시 빠르게 증가 추세에 있다는 점이다. 게다가 우리나라는 세계에서 고령화 속도가 가장 빠른 나라다. 통계청 장래인구추계에 따르면 2045년 대한민국의 총인구는 4,943만 명이고, 전체 인구 중 46.5%가 65세 이상의 노인이 될 전망이다.

치매 환자 수는 향후 17년마다 두 배씩 늘어나 2024년에는 100만 명, 2039년에는 200만 명, 2050년에는 300만 명을 넘어설 것으로 예상된다. 이 예측대로라면 불과 5년 안에 우리는 치매 환자 100만 명 시대를 맞이하게 된다.

혹시 나도 치매일까?
치매 전 단계,
경도인지장애 인구 194만 명

자주 가던 음식점 이름이 기억나지 않거나 냉장고를 열었지만 왜 열었는지 생각이 나지 않을 때, 또는 꼭 가야 했던 약속을 까맣게 잊었을 때 등 젊은 시절이라면 어쩌다 나온 실수라고 넘어갈 일도 나이가 들면 '혹시?' 하는 불안감에 마음이 갑갑해진다. 치매나 건망증은 '기억력 저하'라는 공통점을 갖고 있기 때문이다.

건망증은 누구나 겪을 수 있는 증상으로 스트레스를 많이 받거나 뇌를 과도하게 쓰는 상황이 지속되면 기억이 제대로 저장되거나 빠져나가지 못하는 데에 어려움이 생기면서 나타나는 증상이다. 이는 누구나 나이가 들면 다른 신체 기관과 마찬가지로 뇌도 늙게 되면서 나타날 수 있다. 이처럼 단순 건망증이 치매와 직접적인 연관이 있지는 않다. 다만 그 정도가 심해진다면 단순한 건망증이 아닐 수 있다.

모든 병이 그렇듯 치매 역시 바로 나타나지 않는다. 치매는 보통 수십 년에 걸쳐 진행되는데, 치매로 넘어가기 전에 나타나는 전조

증상이 있다. 이것이 바로, 경도인지장애다.

경도인지장애란 동일 연령대에 비해 기억력 등 인지 기능이 저하된 상태를 말한다. 판단력, 지각 능력, 추리 능력, 일상생활 등에는 이상이 없는데 기억력에만 문제가 생긴 상태다. 그렇다면 건망증과 경도인지장애는 또 어떻게 다를까?

건망증은 잠깐 기억을 잊어버렸다가도 주위에서 어떤 힌트를 주면 바로 기억을 되살릴 수 있다. 또한, 필요한 내용이 생각나지 않더라도 지금 내가 어떤 사실을 기억하지 못한다는 것은 스스로 인지한다. 뇌 기능 검사를 하면 정상으로 판명된다. 경도인지장애 환자들의 기억력 장애 정도는 건망증과 비슷하거나 조금 차이가 있지만, 객관적인 인지 기능 검사를 진행하면 뇌 기능 저하가 나타난다. 하지만 치매 환자는 경험한 사실 모두를 잊어버리고, 잊어버린 사실 자체를 인지하지 못하거나 옆에서 도움을 주더라도 기억해내지 못

건망증과 경도인지장애, 치매의 차이점

건망증	경도인지장애	치매
- 일상생활에 문제가 없음 - 인지 기능이 저하되지 않음 - 스스로 잊었던 정보를 쉽게 떠올림	- 독립적으로 일상생활이 어느 정도 가능함 - 인지 기능이 점진적으로 저하됨 - 조력자가 단서를 주면 정보를 다시 기억해 낼 수 있음	- 독립적으로 일상생활 불가능함 - 조력자가 단서를 주더라도 정보를 다시 기억하기 힘듦

할 뿐더러 이 때문에 일상생활을 하는데 문제가 생긴 상태다. 이처럼 경도인지장애는 건망증과 치매 이 둘 사이 경계에 있는 상태다.

노화로 인해 뇌 기능이 떨어지고 이로 인해 기억력을 비롯한 여러 인지 기능이 저하되는 자연스러운 건망증과 치매의 전 단계인 경도인지장애, 그리고 치매를 명확하게 구분하는 건 어려운 일이다. 다만, 나이가 들거나 일시적인 뇌의 과부하 등으로 생기는 건망증과 치매로 인한 인지 저하는 분명 차이가 있다.

노인 중 자꾸 달아나는 기억에 걱정되는 마음으로 병원을 찾으면 '경도인지장애'라는 판정을 받는 경우가 꽤 있다. 경도인지장애는 증상의 정도가 치매보다는 낮기 때문에 증상이 비교적 심해져도 항상 곁에 있는 배우자만 알고, 따로 사는 가족이나 친구들은 전혀 눈치채지 못하기도 한다.

국내에 194만 명이 앓고 있다고 알려진 경도인지장애는 크게 두 부류로 나뉜다. 경도인지장애에서 가장 많이 나타나는 **기억성 경도인지장애**는 기억 장애가 있지만 다른 인지 기능에 문제가 없어 정상적으로 일상생활을 할 수 있는 경우다.

비기억성 경도인지장애는 기억력 이외에 공간감각, 언어 기능 등에서 장애가 나타난다. 이 장애가 생기면 길을 찾기가 어려워지거나 늘 가던 곳에서 길을 잃어버린다. 다른 사람의 말을 이해하거나 자기 의사를 표현하는 능력이 떨어지고 사물의 이름을 떠올리지 못한다.

 청천벽력 같은 치매가 아니라고 해서 경도인지장애 역시 가볍게 볼 문제는 아니다. 경도인지장애는 사실 치매의 예고편이나 마찬가지인 까닭이다.

 경도인지장애의 무서운 점은 이 장애를 겪으면 치매로 발전될 확률이 그렇지 않은 사람에 비해 상당히 높다는 것이다. 그래서 의학계에서는 경도인지장애를 아예 '치매의 전 단계'라고 이름 붙이기도 한다. 경도인지장애의 가장 흔한 증상인 기억성 경도인지장애 환자의 경우 매년 10~15%가 알츠하이머 치매로 이어지고 있다. 궁극적으로는 경도인지장애 환자의 80%가 약 6년 안에 치매 환자가 된다.

잠재적 치매 인구,
치매 환자 가족 350만 명

"수십 년 동안, 수만 번 부른 노래지만
무대 위에서 가사가 생각 안 날까 두려워
자다가도 일어나 노래 가사를 확인하고 달달달 외웁니다."
- 가수 현숙 씨

인기가수 현숙이 인터뷰 중 농담 반 진담 반으로 내뱉은 이 말에는 치매에 대한 걱정과 두려움이 가득 담겨있다. 1959년생으로, 인터뷰 당시 갓 60세가 된 그녀가 이토록 치매를 걱정하는 까닭은 7년 동안 치매를 앓다 돌아가신 아버지에 대한 기억 때문이다. 벌써 수십 년이 지난 지금도 어제 일처럼 생생하다고 한다.

그래서일까? 평소 현숙은 치매 환자와 그 가족을 돕는 데 열심인 것으로 유명하다. 2008년부터 지금까지 10여 년 넘게 대한치매학회나, 각 지역의 치매안심센터 등에서 치매 극복 홍보대사로도 활동 중이다. 얼마 전에는 치매 환자 가족으로 살면서 느꼈던 경험을 바탕으로 〈치매 예방 팁〉이라는 제목의 노래를 직접 작사해서 부르고 있다.

인지 능력이 떨어지는 치매의 특성상 치매 환자가 세상을 떠날 때까지 누군가 옆에서 돌봐야 한다. 현재 국내 치매 환자 수는 84만 명이고, 이들을 돌보는 배우자, 자녀 등 치매 환자 가족 수는 무려 350만 명에 이를 것으로 추정된다. 치매 환자의 수보다, 치매 환자를 돌봐야 하는 가족의 숫자가 훨씬 더 많은 셈이다.

"지금 자기인지도 모르잖아요. 그냥 보기만 하는데 인지가 되는지 안 되는지 잘 모르겠어요. 완전 제로가 되어버렸어요."
- 치매 환자 가족 박준일(가명) 씨

박준일 씨도 350만 명의 치매 환자 가족 중 한 명이다. 그는 6년째 치매를 앓고 있는 아내를 돌보고 있다. 아내 김미수(가명) 씨는 평범했던 가정주부였다. 김미수 씨는 본인 가족사진 속에 있는 사람이 누군지 물어도 알아보지 못한다. 2013년 교통사고로 뇌손상을 입은 뒤 치매가 발병한 후부터다.

일 년의 치료 끝에 집으로 돌아온 김미수 씨는 예전의 모습을 잃어버렸다. 집안일을 전혀 할 수 없는 건 물론이고, 상냥했던 모습은 사라지고 난폭한 성향을 드러내기도 했다. 욕 한마디 못하던 과거의 모습은 온데간데없고, 과거였으면 상상도 할 수 없는 욕을 퍼붓기 일쑤였다.

환청과 망상에 시달리던 김미수 씨는 이제 욕조차 할 수 없이 입을 닫아 버린 채 하루하루를 보내고 있다. 치매에 걸릴 거라고는 상상도 할 수 없이 평소 활달하고 건강했던 아내를 감당해야 했던 고통에 대해 박준일 씨는 '죽고 싶었다'고 표현하는 걸 감추지 않는다.

"남편한테 매일 매여 있고 갇혀 있는 게 싫어요. 내가 환자인데도 환자를 모시고 다니려고 하니까 짜증나고... 죽었으면 좋겠다고 하루에도 몇 번씩 둘이 그러고 살아요."
- **치매 환자 가족 김현희(가명) 씨**

김현희 씨도 치매를 앓고 있는 남편을 돌보고 있다. 80대의 남편 황원영(가명) 씨는 뇌경색이 치매로 연결된 경우다. 49살에 사업에 실패하고 쓰러진 그는 30년 넘게 건강을 회복하지 못했다. 간병 기간이 길어지며 가정의 경제는 완전히 무너졌다. 황원영(가명) 씨는 다른 증세보다 의심 증세가 심했다. 배우자가 외도를 했다며 추궁을 하고, 있지도 않은 배우자의 외도 상대를 잡는다며 과도를 주머니에 넣고 잠을 잤다.

스트레스에 시달린 아내는 10년 전부터 우울증 약을 복용했다. 오랫동안 남편을 돌보며 80세가 가까워진 아내는 몸도 마음도 성한 곳이 없다. 남편은 대부분의 시간을 누워있고 그 곁을 비울 수가 없는 아내는 바깥세상과 단절된 채 갇혀있어야 했다.

치매 환자 보호자는 회사를 그만두는 등 정상적인 근로에 어려움을 겪고 우울증에 시달리며 자살 충동을 겪는다. 치매에 걸린 가족을 돌보다 극단적인 선택을 한 배우자, 자녀, 사위, 며느리에 관한 이야기는 찾기 어려운 뉴스가 아니다. 치매가 치매에 걸린 환자 본인과 그를 돌보는 보호자까지 두 명의 환자를 만든다는 말은 과장으로 느껴지지 않는다.

분당서울대병원 정신건강의학과 김기웅 교수에 따르면 치매라

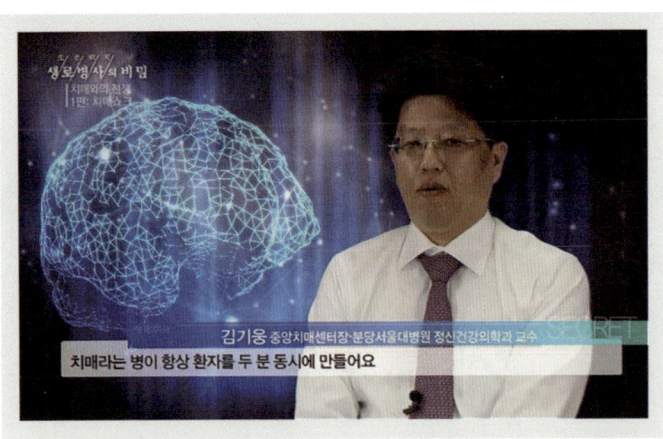

는 병은 항상 두 명의 환자를 동시에 만든다고 한다. 치매 환자도 치매라는 질환으로 고통이지만 치매 환자를 누군가는 계속 돌볼 수밖에 없고, 그 누군가는 가족이 되는 경우가 많다. 그리고 돌봄의 고됨으로 인해 그 가족 또한 환자가 된다. 그렇기 때문에 치매는 가족이 함께 앓는 병이라고 할 수 있다.

"다른 병은 가족이 간호하면 의사소통이 됩니다. 예를 들어 아내가 아프다면 '당신 얼마나 힘드냐, 아픈 거 내가 이해한다.'라고 얘기를 할 수 있고 교감할 수가 있잖아요. 아파도 위로를 받을 수가 있고 외롭지 않을 수 있는데 치매는 일단 의사소통이 안되는 거예요.

그러니까 내 감정을 얘기해도 이해를 못하고 환자가 자기의 상태를 가족들한테 표현할 수도 없는 거잖아요. 전혀 서로가 감정적으로 교감이 될 수 있는 상황이 아닌 병이기 때문에 그게 제일 힘든 거죠. 엄청 아파도 옆에서 누군가 따뜻한 말 한마디 해주는 걸로 내가 위로되고 이길 수 있는데 치매는 그게 아니란 얘기죠."

- 치매 환자 가족 서민희(가명) 씨

국내 65세 이상 노인 10명 중 1명, 80대 이상 노인 4명 중 1명이 치매를 앓다 죽는 현실에서 결혼을 한다면, 양가 부모님 4명 중 1명은 치매에 걸리는 게 거의 확실하다는 계산이 나온다. 치매를 막연히 피할 수 있는 문제로 치부하면 안 되는 이유다.

이제는 누구나 치매 환자가 될 수 있고, 누구나 치매 환자 가족이 될 수 있기에 치매는 '누군가의 문제'가 아니라 '언젠가의 문제'가 되어 버렸다. 그렇다면 우리는 치매에 대해 얼마나 준비되어 있을까?

치매 환자 1인당 1년에 들어가는 비용은 2,000만 원 내외로 추정되고 있다. 중증일수록 더 많은 비용이 소요되는 건 당연하다. 연간 2,000만 원으로만 산정해도 우리나라 가구 소득을 감안할 때 엄청난 금액일 수밖에 없다. 2020년 기준으로 가구당 평균 소득은 5,924만 원이고 60세 이상 노인 부부 가구는 훨씬 적어 연 3,989만 원에 불과하다. 노인 가구의 경우 1년 소득의 절반 이상을 치매 진료에만 쏟아부어야 하는 것이다.

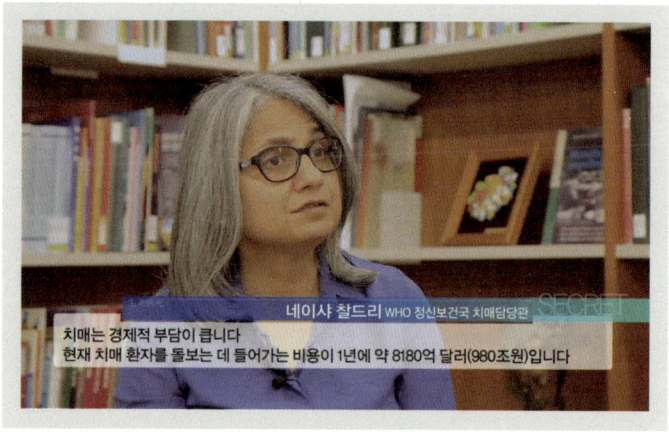

"치매는 경제적 부담이 큽니다. 현재 치매 환자를 돌보는 데 들어가는 비용이 1년에 약 8,180억 달러(980조 원)입니다. 2030년에는 세 배인 2조 달러(2,400조 원)가 될 것입니다."

– WHO 정신보건국 치매담당관 네이샤 찰드리(Necha Chardry)

치매에 들어가는 비용은 다양한 분야에 걸쳐 발생한다. 기본적으로 치매 진단과 치료를 위한 의료비와 간병비, 교통비, 소모품이나 장비 구매비가 소요된다. 요양 시설에 들어갔을 때는 그에 따른 비용이 부가된다. 65세 이상 치매 환자 전체의 연간 진료비는 약 2조 5,000억 원이며, 치매 환자 1인당 연간 진료비는 약 337만 원 수준이다. 노인장기요양보험을 이용하는 치매 환자는 약 30만 명이며 총 요양 비용은 약 4조 원이다.

사실 정말 큰 사회적 비용은 숫자로 환산되지 않는 부분에서 끊임없이 일어나고 있다. 치매 환자의 보호자는 치매 환자를 보살피기 위해 매일 6~9시간을 사용한다. 그 과정에서 겪는 정신적 고통과 피로는 엄청나다. 출구 없는 병을 길게 끌고 가면서 겪게 되는 환자 본인과 가족의 시간, 노동력 손실은 수치로 헤아리기 어려운 수준이다.

여기에 더해 치매가 주는 비극은 노인 학대나 실종 사고 같은 사회문제로 번지고 있다. 치매 환자를 학대하는 건수는 해마다 증가 중이다. 보건복지부가 발표한 '2019년 노인 학대 현황보고서'에 따르면 전체 노인 학대 신고 건수 1만 6,071건의 사례 중에 치매 환자 학대 비율은 26.3%를 차지했다.

치매 환자가 실종되는 빈도도 잦아졌다. 최근 4년 사이에 38% 증가했고, 연간 1만 2,000건을 넘어선다. 실종된 치매 환자 중 적지 않은 수가 숨진 채로 발견되는 비극 역시 계속되고 있다. 치매 환자의 가족은 간병만이 아니라 언제 어디로 사라질지 모르는 치매 환자의 실종 위험에도 노출되어 있다.

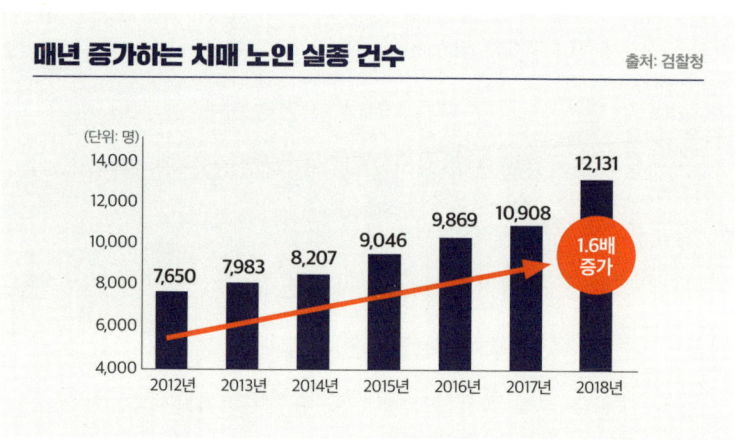

치매 환자 가족인 진명인(가명) 씨는 2019년 2월에 아찔한 경험을 했다. 칼바람이 몰아치던 날, 외식을 하러 나갔다가 잠깐 사이에 남편이 사라지는 일이 있었다. 남편 김정환(가명) 씨는 70대의 중증 치매 환자였다.

안타까운 소식을 접한 네티즌들과 시민이 경찰 수색에 힘을 보탰고, CCTV 100여 대를 돌려본 끝에 남편 김정환 씨는 48시간 만에 극적으로 구조됐다. 서울시 관악구의 서울대입구역 앞에서 실종된 김정환 씨가 발견된 곳은 경기도 안양의 하천변이었다. 영하의 날씨 속 그는 피를 흘리며 쓰러져 있었고 동사 직전의 상태였다. 목숨은 건졌지만 실종 사고 후 남편의 상태는 급격히 나빠져, 아내 진명인 씨 도움 없이 혼자 할 수 있는 일은 거의 없게 됐다.

"기본적인 지하철 타는 것부터 어려워했어요. 내려야 할 곳에서 못 내리고 지나쳐 집을 못 들어와요. 환승을 일단 못해요. 길에 대한 이해도가 너무 떨어져 지하철 역사 안에서 길을 잃는 거죠. 행인들이 설명해주기도 하지만 그 설명을 들어도 오른쪽으로 가고 왼쪽으로 가는 걸 판단할 수가 없으니 지나가던 사람이 남편의 휴대전화로 우리 가족과 통화를 하면서 지하철을 태워 보내주기도 했어요. 그런 식으로 지내다가 완전히 길을 잃고 실종이 되었던 거죠."

- 치매 환자 가족 진명인 씨

치매 환자는 기억력뿐 아니라 상황 인지 능력과 공간 지각력이 퇴화되었기 때문에 위험한 상황에 놓이기 쉽다. 거기다 신체 활동에 큰 문제가 없는 초기 치매의 경우 외관으로는 큰 문제가 없어 보

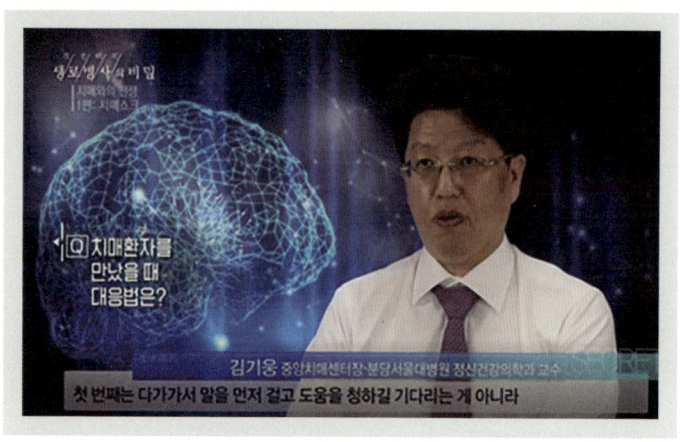

이기 때문에 주변의 도움을 받기 어렵다. 따라서 실종 치매 환자의 골든 타임인 24시간을 놓치지 않기 위해서는 주변의 관심만이 유일한 해결 방법이다.

만약, 길에서 같은 자리를 배회하는 노인을 발견했을 때는 도움을 청하길 기다리는 게 아니라 다가가서 먼저 말을 걸어 도움을 청할 수 있는 기회를 만들어 주고, 실종 치매 환자의 복귀를 도울 수 있는 팔찌라든지 인식표와 같은 단서가 있는지 찾아보는 자세가 필요하다. 또 모든 걸 스스로 해결하기보다는 112에 '실종 배회 노인 신고'를 해 적합한 도움을 바로 받을 수 있다는 것을 기억해두면 좋다.

치매도
옮는다

언제부터인가 TV 드라마나 영화에서 치매를 소재로 한 이야기가 많아졌다. 대부분은 치매에 걸린 노인과 이로 인해 고통받는 주변의 가족, 지인 사이에 벌어지는 일들을 다룬다. 그런데 치매 환자와 보호자 모두 치매에 걸린 상황이라면 어떨까?

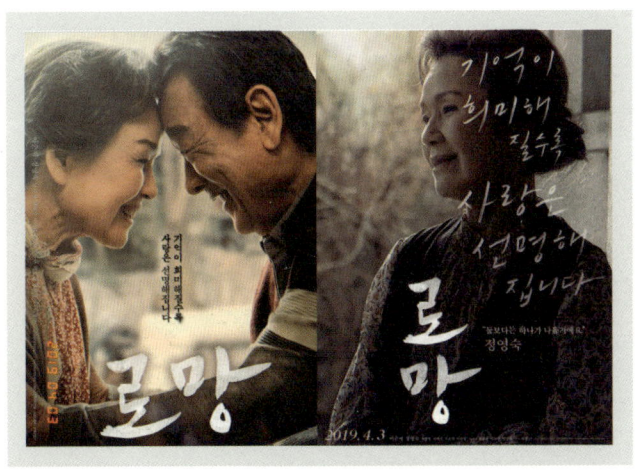

출처: '부부 동반 치매'를 소재로 한 영화 <로망> (자료 제공: 배급사 (주)메리크리스마스)

치매가 옮는다고 하면 어색하게 느껴진다. 치매가 감기 같은 호흡기질환이 아니고, 코로나바이러스감염증-19(COVID-19, 이하 코로나19) 같은 바이러스도 아닌데, 어떻게 전염이 될 수가 있을까?

놀랍지만 치매도 옮는다. 치매 환자와 가장 가깝게 지내는 환자의 배우자가 치매 환자가 될 확률이 매우 높다는 결과가 이를 입증한다.

2019년 개봉한 영화 〈로망〉은 '부부 동반 치매'를 소재로 치매에 걸린 70대 노부부의 일상과 사랑을 그린 작품이다. 45년 차 노부부가 함께 치매에 걸린다는 이야기는 많은 사람들에게 생각지 못했던 화두를 던져주었다. 한 가정에 한 명도 감당하기 힘든 치매 환자가 두 명이 된다는 건 참담한 비극일 수밖에 없다.

부부 동반 치매는 영화 속 이야기가 아니라 현실이다. 처음에는

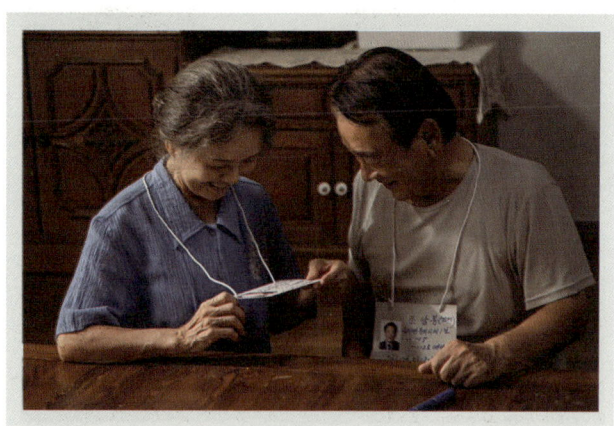

(자료 제공: 배급사 (주)메리크리스마스)

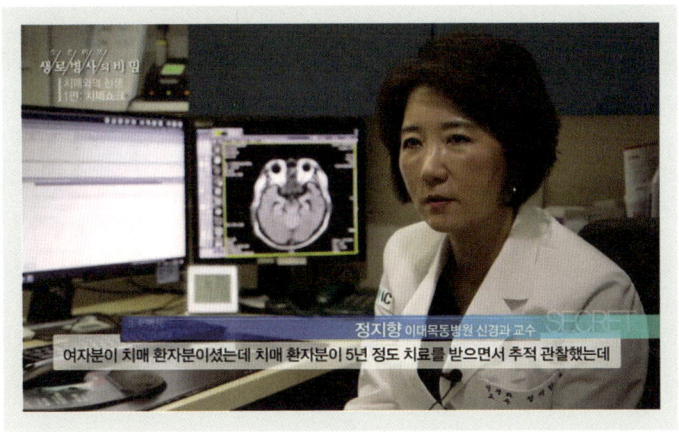

치매에 걸린 아내의 보호자였던 남편이 5년 후에는 아내보다 인지 기능이 떨어진 치매 환자가 되기도 한다. 이대목동병원 신경과에서 진행한 한 실험에서 치매 환자의 보호자 30여 명을 대상으로 검사를 해본 결과, 인지 기능이 정상이면서 치매 위험 요인이 없는 사람(아밀로이드 PET-CT 검사 결과 음성)은 4명에 불과했다. 나머지 26명의 보호자들은 인지 저하가 있거나 아밀로이드 PET-CT 검사가 양성으로 나왔다.

"여자 분이 치매 환자셨는데 5년 정도 치료를 받는 동안 보호자에 대한 추적 관찰을 했어요. 처음에는 보호자인 남편 분의 인지 기능이 정상이었어요. 그런데 점차 어느 순간에 기억력이 떨어지다가 오히려 남편분의 인지 기능이 부인보다 더 떨어지게 나온 거죠."

- 이대서울병원 신경과 정지향 교수

　미국의 한 연구 결과에 따르면 부부 중 한쪽이 치매를 앓으면 다른 쪽도 치매에 걸릴 확률이 상승한다. 노인 인구의 2,442명(결혼한 부부 1,221쌍)을 살펴보니 치매를 앓고 있지 않은 배우자를 가진 사람보다 배우자의 치매를 경험한 사람이 6배나 치매 발병 확률이 높은 것으로 조사되었다.

　그렇다면 부부 동반 치매가 늘어나는 이유는 무엇일까. 우선 치매 환자의 배우자 역시 이미 고령이기 때문에 치매 고위험군에 들어간다. 그리고 환자를 돌보다 보니 보호자가 본인의 건강을 살피기가 어렵다. 많은 이들이 알다시피 치매 환자의 보호자가 되는 일은 신체적·정서적으로 엄청난 스트레스를 준다. 여기에 더해 노부부는 보통 사회생활에서 은퇴한 상황이라 그로 인한 무료함과 우울감이 치매의 씨앗이 되기 쉽다.

　사실 '부부는 닮는다'라는 말은 질병이나 노화에서도 적용된다. 2020년 경희대병원 가정의학과 교수 팀이 70~84세 노년 부부 315쌍(630명)을 대상으로 분석한 노쇠 동반 발생 연구 결과에 따르면, 남편이 노쇠한 경우 부인은 4.62배, 부인이 노쇠한 경우 남편이 노쇠할 가능성은 3.34배 증가한다고 한다. 예를 들어 남편의 체중이 감소하면 부인도 덩달아 체중이 감소하는 식이다.

비슷한 환경과 정서를 공유하며 살아가는 부부는 치매까지 함께하기 쉽다. 만약 배우자가 치매라면 본인의 건강을 챙기는 데에도 신경 써야 하고, 주변인들 역시 간병인으로서 병들기 쉬운 치매 환자의 배우자를 세심히 살펴봐야 할 것이다.

그리고 보호자가 모든 것을 끝까지 책임지려는 태도는 스스로의 건강을 위해서라도 지양해야 한다. 예전이라면 의료시스템이 미비해 집에서 환자가 운명할 때까지 돌봐야 했지만 지금은 노인장기요양보험이 잘 마련되어 있다.

환자가 중기 이상의 치매가 되고 보호자가 환자를 돌볼 여력이 되지 않는다면 파견된 요양사의 도움을 받거나 관련 시설을 이용할 수 있다. 시설의 수준도 예전에 비하면 상당히 높아진 상태다. 치매가 발병하고 시간이 많이 지나 환자가 보호자를 기억하지 못할 지경이 되면 전문가가 돌보는 것이 환자에게 더 많은 도움을 줄 수 있다.

**DEMENTIA
SHOCK
DEMENTIA
REVOLUTION**

CHAPTER
2

치매, 누구냐 넌?

치매란
무엇인가

우리가 치매에 걸린 환자의 모습은 방송 등을 통해 종종 접하지만 노년기에 발생한다는 것 외에는 구체적인 치매의 개념에 대해 짚어볼 기회는 많지 않다. 심장병, 암, 뇌졸중에 이어 4대 주요 사인으로 꼽히는 치매, 치매란 무엇일까?

치매란 정상적으로 생활해오던 사람이 다양한 원인의 뇌손상으로 인해 후천적으로 기억력, 언어력, 판단력 등 여러 영역의 인지 기능이 떨어져서 일상생활에 상당한 지장이 나타나는 상태를 뜻한다.

치매는 진단명이 아니라 마치 두통이나 치통처럼 증상을 일컫는 말이다. 통증의 증상이 수없이 많듯이 치매의 원인은 청각 손실, 교육 수준, 흡연, 우울증, 육체 부족, 사회적 고립, 당뇨, 비만까지 다양하며 그에 따른 연구는 진행 중이다. 가짓수로 치면 100여 가지 질환이 치매를 일으키는 데 관여한다고 알려져 있다. 아직 치매의 원인에 대한 완전무결한 진단이 이루어지지 않았기에 그 해결 역시 요원한 셈이다.

　치매는 단기에 증세가 악화되기도 하지만 대체로 증상이 생기기 15~20년 전부터 시작돼 오랜 기간에 걸쳐 광범위한 뇌손상이 끊임없이 진행되면서 발생한다. 이러한 맥락에서 살펴보면 기억 장애도 이해가 가능하다. 손상을 당해 치매를 유발하는 뇌 부분이 기억의 입구 역할을 하고 있다 보니, 뇌가 건강했을 때 들어간 기억은 남아있지만 새롭게 만들어진 기억은 생성되지 못하는 것이다.

　치매의 증세라고 하면 가장 먼저 떠오르는 게 기억력 저하다. 그런데 단순히 기억력 저하라고 하면 나이가 들면서 뇌의 노화와 함께 조금씩 건망증이 생길 수 있다. 그렇기 때문에 기억력이 떨어진다는 사실만으로는 치매를 정의하기란 어렵다. 치매 환자가 보이는 증상은 사소한 일들을 깜빡하는 수준으로 보기는 어렵기 때문에 의학계에서는 치매를 단순한 노화 현상이 아닌 뇌의 질병이라고 부르는 것이다.

　그렇다면 이들은 어떤 치매로 고통받고 있는 걸까? 현재까지 치매를 유발하는 원인이 되는 질환은 100여 가지에 이르는 것으로 밝혀져 있다. 이렇게 다양한 치매의 원인 중 가장 많은 것은 '알츠하이머 치매'와 '혈관성 치매'이다.

　'대한민국 치매 현장 2020'에 따르면 우리나라 치매 환자는 가장 널리 알려진 알츠하이머 치매가 74.9%로 압도적으로 많고, 뇌졸

중 등으로 인해 발생하는 혈관성 치매가 8.3%, 기타 종류의 치매가 16.3%를 차지했다.

　치매 환자의 2/3가 여성일 정도로 여성이 남성에 비해 치매 유병률이 높은 편이다. 이는 치매를 유발하는 수많은 요인 중 '나이'가 가장 위험한 요인임을 감안할 때 여성의 평균 수명이 남성에 비해 5년 정도 높고 전체 치매의 70% 이상을 차지하는 알츠하이머 치매의 유병률이 남성보다 여성이 높기 때문이다.

　반면 혈관성 치매는 남성이 걸리는 비율이 더 높은 편인데 이는 과도한 음주, 흡연 등의 생활 습관이 혈관성 치매에 악영향을 끼친 것임을 추정해 볼 수 있다.

　알츠하이머 치매는 잘 알려진 대로 서서히 나타나는 기억 장애와 함께 여러 인지 기능이 저하되면서 모든 일상생활 기능을 상실하게 되는 만성 뇌 질환이다.

　초기에는 과거의 일은 잘 기억하지만 최근에 일어난 일을 기억하지 못하는 증세를 보인다. 그렇기 때문에 물건을 둔 곳을 완전히 잊는다거나 들은 이야기를 잊어버리고 다시 물어보는 등의 행동이 일어나게 된다. 점진적으로 상태가 진행되면서 언어 기능이나 판단력 등 다른 여러 인지 기능의 이상을 동반하다 결국 모든 일상생활을 상실하게 된다.

　알츠하이머 치매는 진행 과정에서 성격 변화, 초조 행동, 우울

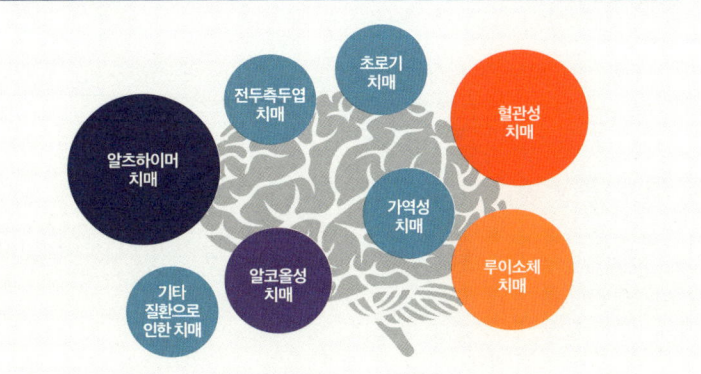

증, 망상, 환각, 공격성 증가, 수면 장애 등의 정신 행동 증상이 동반되고 말기에는 보행 이상, 감염, 욕창 등의 신체적인 합병증까지 초래한다. 발병 연령에 따라 65세 미만에서 발병한 경우는 초로기 알츠하이머 치매, 65세 이상에서 발병한 경우에는 만발성 알츠하이머 치매로 구분할 수 있다.

뇌혈관 질환이 누적되어 나타나는 **혈관성 치매**도 치매의 주요 원인 중 하나다. 혈관성 치매는 고혈압, 당뇨병, 고지혈증, 심장병, 흡연, 비만을 가진 사람에게 많이 나타난다. 뇌혈관이 눈치채지 못하는 사이에 좁아지거나 터지고 이것이 누적되어 생긴다.

혈관성 치매는 뇌의 혈액공급의 문제로 인한 뇌출혈, 뇌경색 등의 뇌혈관 질환에 의해 발생한 뇌 질환이다. 뇌조직의 손상이 초래되어 나타나기 때문에 갑자기 발생하거나 급격하게 상태가 악화되는 경우가 많다.

혈관성 치매는 알츠하이머 치매와는 다르게 초기부터 한쪽 마비, 구음 장애, 안면 마비 등의 신경학적 증상을 동반하는 경우가 많다. 또한, 손상 받는 뇌의 부위나 크기 등에 따라 심각도가 결정된다. 이렇기 때문에 계속해서 나빠지지는 않고 발병한 상태가 계속 유지되는 특징을 보이기도 한다.

알츠하이머 치매와 혈관성 치매 다음으로 많이 발생하는 **루이소체Lewy Body 치매**는 루이소체라는 이상 단백질 덩어리가 대뇌 및 뇌간 부위에 침착되어 뇌의 도파민 시스템에 이상을 가져오는 뇌 질환으로 인지 기능 저하, 환시, 렘수면 행동 장애, 파킨슨 증상이 나타난다. 따라서 헛것이 보이고 의식의 기복이 생겨 이상한 말을 하거나 식사를 거르는 등의 이상 증세를 보이다가 좋아지는 흐름이 2~3일 간격으로 반복되기도 한다.

습관성 음주로 인한 **알코올성 치매**는 지속적인 음주로 인해 뇌가 망가져 발병한다. 상당수 알코올성 치매 환자들이 술을 마시고 의식을 잃거나 횡설수설하는 일이 반복되는데, 뇌가 보내는 경고를 인지하지 못하고 술에 취한 증상과 혼동하다가 치매라는 현실과 마주하게 된다.

가족들이나 주변 사람들도 예전보다 기억력이 떨어지는 것을 알아차리더라도 음주 탓이라고만 생각해 위험성을 간과하는 것이 알코올성 치매가 가진 함정이다.

"이동근(가명) 씨는 사무직으로 경영을 하셨던 분이시거든요. 원래 사회 활동이 많지는 않은 그런 분이에요. 은퇴하시고 가정에만 계시면서 친구들도 안 만나다 보니 식사도 자주 거르게 되고, 거의 한 4~5년 동안 소주를 하루에 한 병정도 마시면서 집에서만 계셨다고 해요.

특히 남자분들 경우에 그런 경우가 많은데 왕성한 사회 활동을 하다가 은퇴를 하게 되면 하루를 어떻게 영위해야 하는지에 대한 준비가 전혀 안 된 상태에서 은퇴하게 되는 거죠. 사회생활이 거의 없게 되면 생각할 일도 없게 되고, 대인관계도 회피하게 되면서 우울증도 오게 됩니다. 원래 치매의 소인이 있던 분들에게 은퇴가 이 소인을 촉발시키는 계기가 될 수 있는 거죠."

- 중원구 치매센터장 / 보바스기념병원 신경과 전문의 나해리 교수

중원구 치매센터장이자 보바스기념병원 신경과 나해리 교수에 따르면 알코올은 그 자체가 치매를 일으키는 뇌 독성 물질로 작용하며 과다한 알코올 섭취는 치매를 촉발한다고 한다. 알코올만 마시고 음식을 충분히 섭취하지 않는 경우 영양 결핍으로 인해 치매 위험성은 더욱 커진다.

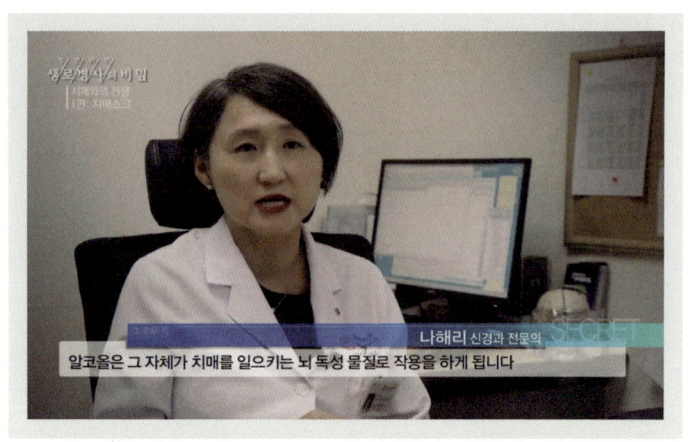

　알코올성 치매 이외에도, 전두엽이나 측두엽의 앞쪽에서부터 진행되어 이상하게 말을 하거나 판단력 저하 등의 현상이 발견되는 **전두측두엽 치매**, 원인 질환에 상관없이 65세 이전에 발병하는 **초로기 치매**, 치료 가능한 질환에 의한 **가역성 치매*** 등이 있다.

---

*　가역성 치매의 대표적인 원인 질환으로는 우울증에 의한 가성 치매, 정상압 뇌수두증, 뇌종양 및 만성 경막하 혈종, 감염성 질환, 내분비 질환, 결핍성 질환, 알코올 중독, 약물과 연관된 치매 등이 있다. 치료가 가능한 치매라 할지라도 적절한 시기에 반드시 치료가 필요하다.

어느 날, 당신도
치매에 걸릴 수 있다

 질병과 사고는 예고 없이 찾아온다. 우리는 '나는 괜찮겠지'라는 마음으로 그 사실을 한편에 미뤄둔 채 일상을 보내곤 한다. 하지만 앞서 수많은 통계들이 증명하듯 치매는 이미 우리 곁에 가까이 다가온 질병이다.

 치매는 이제 일부 개인의 몸과 마음을 병들게 하는 것을 넘어 심각한 사회적 문제로 급부상 중이다. 스스로가 노인이거나 고령으로 접어든 누군가를 곁에 두고 있다면 치매에 대한 고민을 안 할 수 없다.

 최근의 추세를 보면 치매를 고민해야 하는 대상은 보다 광범위해진다. 치매가 노인성 질환이라고 하지만, 젊다고 무조건 치매로부터 안전한 걸까?

 영츠하이머Youngzheimer라는 말이 있다. '젊은Young'과 '알츠하이머Alzheimer'를 결합한 용어로 젊은 나이에 겪는 '심각한 건망증'을 뜻한다. 젊은 층이 겪는 건망증의 원인으로는 스마트폰 등 디지털 기기의 지나친 사용, 스트레스, 우울감, 과도한 음주가 꼽힌다.

문제는 '심각한 건망증'으로만 끝나지 않는다는 데 있다.

2020년 국민건강보험공단의 자료에 따르면 미성년 치매 환자는 최근 5년간 1,000명에 육박한다. 연간 200명에 가까운 미성년자가 치매 판정을 받은 셈이다. 물론 이들이 겪는 '디지털 치매'의 경우 우리가 일컫는 치매로 발전된다는 의학적인 근거는 아직 없다.

하지만 이들은 일종의 '경도인지장애'를 겪고 있다고 볼 수 있고, 경도인지장애를 앓고 있는 사람의 10~15%가 치매로 발전한다는 조사를 감안할 때 향후 치매로 발전한 가능성은 충분히 열려 있으니 디지털 기기에 대한 과도한 의존이나 사용은 경계해야 한다.

이처럼 치매에 걸릴 위험은 나이에 상관없이 노출되어 있다. 65세 이전에 발생하는 초로기 치매는 기억 상실보다는 성격 변화가 두드

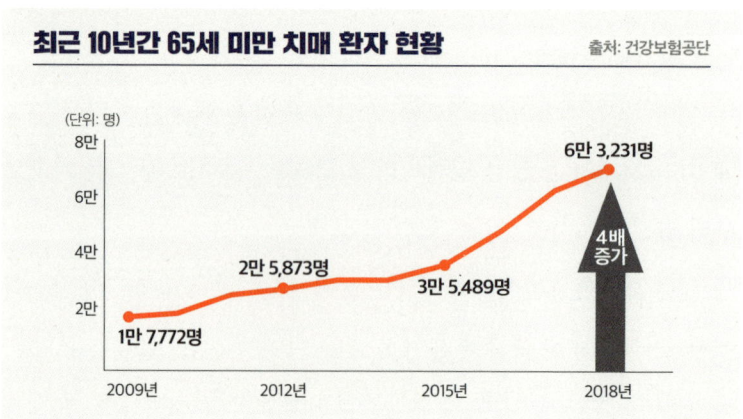

러진 증상으로 나타난다는 점이 특징이다. 최근 10년 사이 초로기 치매 환자는 4배가 늘어 6만 명을 초과했다. 국내 치매 환자 수가 84만 명인 점을 고려하면 치매 환자 10명 가운데 1명은 초로기 치매인 셈이다.

초로기 치매는 노년기 치매와 달리 유전적인 영향이 조금 더 크지만 초로기 치매 환자가 늘어난 이유는 고혈압, 당뇨, 고지혈증, 비만과 같은 잘못된 생활 습관으로 인한 병의 연령이 점차 낮아지고 있다는 점에서 찾을 수 있다. 서구화된 식습관, 운동 부족 등 나쁜 생활 습관이 쌓이면 뇌혈관에 악영향을 주게 된다. 이는 뇌졸중 등을 유발해 점차적으로 뇌세포를 손상시킬 위험이 있다. 그렇기에 만성화된 성인병을 가진 사람은 빠른 치매를 겪을 확률이 높다. 또한, 젊은 세대의 과도한 디지털 기기의 사용이 깊은 사고와 숙면을 방해해 치매를 유발한다는 분석도 있다.

암이 젊은 나이에 걸리면 진행 속도가 빠르듯, 치매도 진행 상태가 노년기에 발생한 치매보다 상태가 빠르게 악화된다는 점이 초로기 치매의 가장 심각한 문제다. 인지 기능 장애, 운동 장애, 이상 행동이 순식간에 발현해 증상 발견 후 불과 5년 안에 거동이 불가능한 상태에 이르기 일쑤다.

게다가 초로기 치매에 걸리면 이 불행한 상태를 나이 든 사람에 비해 더욱 오랫동안 유지해야 한다. 망가진 뇌에 비해 몸의 다른 장기 등은 건강하기 때문에 긴 시간을 병상에서 보내며 고통받다가 생을 마감하게 된다.

　이러한 사실을 통해 알 수 있는 진실은 한 가지다. 치매는 언젠가는 누구나 마주할 수 있는 문제라는 것이다. 나이에 상관없이 누구나 치매의 위험에 노출되어있으며, 시간이 지날수록 치매의 고위험군에 들어가게 된다. 설령 나 자신의 건강은 지키더라도 주위사람과 가족의 치매로 인해 고통받을 확률은 점점 높아지고 있다.

치매에 걸린 뇌 vs 일반인 뇌

치매의 실체를 알아볼 수 있는 곳 중 하나가 영국 맨체스터대학교University of Manchester 내에 있는 뇌 은행이다. 이곳에서는 알츠하이머 치매에 걸린 환자의 뇌를 직접 볼 수 있다.

알츠하이머 치매 환자의 뇌는 일반인의 뇌와 비교하면 커다란 뇌실의 크기가 눈에 들어오고 그만큼 수축된 해마를 발견할 수 있다. 또 알츠하이머 치매 환자의 뇌는 조직이 손실되어 일반인의 뇌보다 용량이 적다.

뇌를 위축시켜 치매를 유발하는 원인은 다양한데, 그중 가장 흔한 원인은 알츠하이머로 전체 치매의 약 55~70%를 차지한다. 알츠하이머는 신경 세포 안팎에 베타 아밀로이드Amyloid-β*와 타우Tau 단백질**이 비정상적으로 쌓이고 엉겨 붙은 결과 발

* 알츠하이머 환자의 뇌에서 발견되는 아밀로이드 플라크의 주성분으로 알츠하이머 병에 결정적으로 관여하는 36~43개의 아미노산 펩타이드를 의미함.

** 세포 내 미세소관과 관계되어 다양한 단백질을 생성하는 유전자(Gene)인 MAPT(Microtubule-Associated Protein Tau)에서 생성되는 단백질.

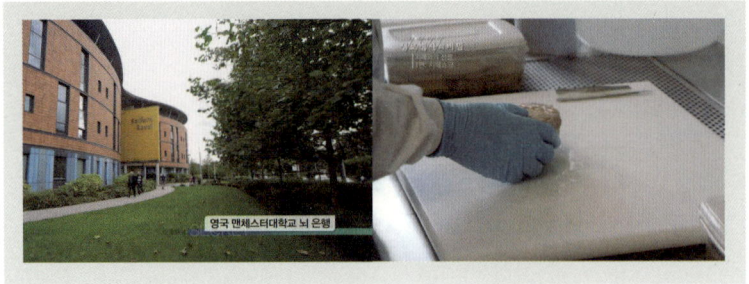

영국 맨체스터대학교 뇌 은행에서 살펴본 치매 환자의 뇌

생하는데, 맨체스터대학교 페드리코 론카롤리Fedrico Roncaroli 신경과 교수는 알츠하이머 치매 환자의 뇌가 드러내는 명확한 특성을 확인시켜준다. 알츠하이머 치매 환자의 뇌와 정상인의 뇌를 비교했을 때 알츠하이머 치매 환자의 대뇌 피질만 줄어드는 것이 아니라 백질 역시 줄어들게 되면서 뇌실이 확장된다. 또한 기억을 관장하는 기관인 해마 부분 또한 수축되어 있다. 이러한 뇌 조직의 손상으로 인해 뇌의 용량이 약 400~500g 정도 줄어들어 뇌가 1kg이 채 안 된다는 점을 보여준다.

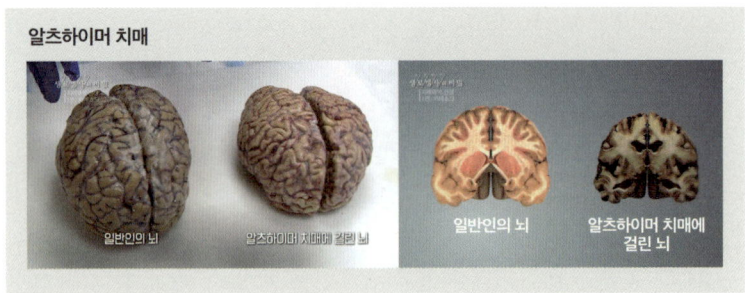

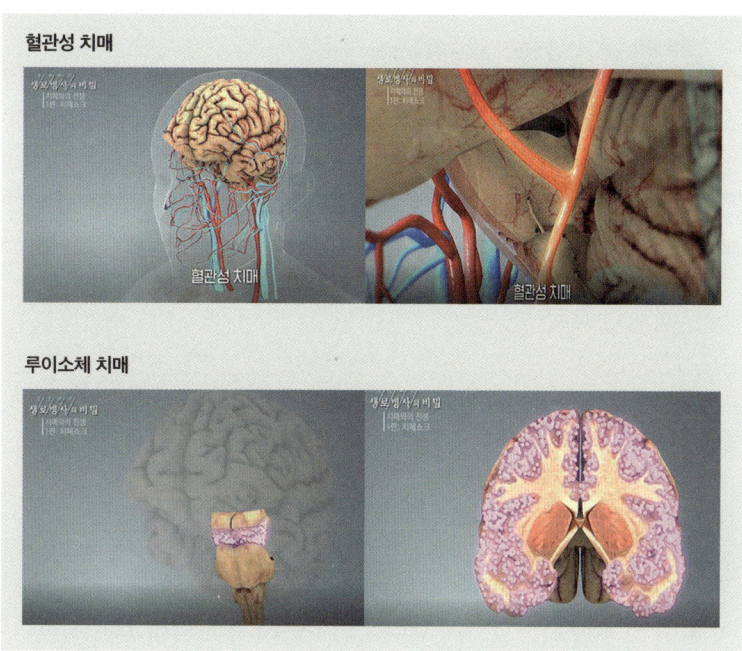

갑작스러운 변화는
치매 증상일 수 있다

우리는 치매로부터 나 자신과 가족을 지키기 위해 좀 더 구체적으로 치매에 대해 알아볼 필요가 있다. 대표적인 치매 증상인 기억력 상실 외에 치매의 증상으로 꼽히는 것들을 정리하면 이렇다.

언어 사용이 어려워진다. 항상 쓰던 말인데 적당한 낱말이 생각나지 않아 머뭇거릴 때가 늘어난다. '냉장고'가 생각나지 않아 '차가운 음식을 두는 곳'이라고 둘러말하거나 '가스레인지'라고 엉뚱한 말을 하게 된다.

입맛이 변한다. 먹고 싶은 음식들이 크게 변한다. 특히 사탕 등 단 것에 대한 선호도가 바뀌었을 때 더욱 그렇다. 입맛과 식욕을 조절하는 두뇌 부위가 질병으로 손상되고 있음을 알려주는 신호다. 이 영향으로 일부 치매 환자들은 부패하거나 유통기한이 지난 음식을 먹기도 한다.

시간과 장소를 혼동한다. 요일이나 날짜를 자꾸 헷갈려 하고 방향감각이 지극히 떨어져 길을 잃는 일이 잦아진다. 더 심해지면 평소에 잘 알던 곳에서조차 자신이 어디 있는지 알 수가 없거나 어디로 가야 할지를 판단하기 힘들다.

판단력이 뚜렷하게 떨어진다. 나이가 들어 사고가 경직되어 생기는 증상이라고 보기 어려운 수준으로 계절에 맞는 옷을 입지 못한다거나 터무니없이 돈을 쓰거나 황당한 실수를 연발한다. 계산력이 현격히 감소하는 증상도 나타난다.

물건을 잘 간수하지 못한다. 치매 환자와 생활하는 사람들이 많이 호소하는 이야기 중 하나가 물건이 엉뚱한 곳에 가 있다거나 사라진다는 것이다. 혹은 전혀 필요 없는 것인데 지나칠 정도로 소중하게 보관하기도 한다. 그러다 자신이 보관한 장소를 잊어버려 도둑맞았다고 생각하며 주위를 의심하거나 화를 내는 일도 잦아진다.

이처럼 치매 환자에게는 기분, 행동, 성격에 급격한 변화가 온다. 감정의 변화는 누구에게나 있을 수 있지만 치매 환자는 그 정도가 심하고 원인도 짐작하기 어렵다. 맥락 없는 의욕이 생겨 무의미한 일에 몰두하기도 한다. 평범한 성격을 가졌던 사람이 갑자기 의심이 많아지거나 충동적으로 변할 수도 있고, 자신의 욕구를 자제하지 못하거나 시비를 걸어 다른 사람들을 당황하게 하기도 한다.

혹시 나도 치매?
치매 위험 시그널과
자가진단법

치매라는 게 갑자기 사고처럼 어제와 오늘이 바뀌는 증상이 아니라 서서히 찾아오기 때문에, 치매를 자각하는 것부터가 치매를 이겨내는 시작이 된다. 우선 스스로 작년과 올해 내가 얼마나 달라졌는가를 느껴보는 게 필요하다.

치매 종류에 따라 다르지만 치매 환자는 여러 기능 저하를 겪는 와중에 기억이 나빠진다는 사실을 인지할 수 있는 메타 인지 기능까지 같이 떨어진다. 그래서 기억력 감소를 스스로 느끼기 어렵다.

따라서, 주변에 자신을 잘 알고 생활을 같이하는 가족 등에게 내 기억이 작년과 올해를 비교해 달라진 점이 있는지 체크를 해보는 것이 좋다.

중앙치매센터에서 만들어 보급하고 있는 〈치매 체크〉 애플리케이션Application에서 치매 위험 지수를 스스로 산출해볼 수 있다. 본인의 건강 상태와 생활 습관 조건 등을 입력하면 치매 위험이 어느 정도 되는지를 예측할 수 있고, 생활 습관 교정을 통해 그 위험이

치매 위험 자가진단법

출처 : 중앙치매센터

1 | 자신의 기억력에 문제가 있다고 생각하십니까?
2 | 자신의 기억력이 10년 전보다 나빠졌다고 생각하십니까?
3 | 자신의 기억력이 같은 또래의 사람들에 비해 나쁘다고 생각하십니까?
4 | 기억력 저하로 인해 일상생활에 불편을 느끼십니까?
5 | 최근에 일어난 일을 기억하는 것이 어렵습니까?
6 | 며칠 전에 나눈 대화 내용을 기억하기 어렵습니까?
7 | 며칠 전에 한 약속을 기억하기 어렵습니까?
8 | 친한 사람의 이름을 기억하기 어렵습니까?
9 | 물건 둔 곳을 기억하기 어렵습니까?
10 | 전에 비해 물건을 자주 잃어버립니까?
11 | 집 근처에서 길을 잃은 적이 있습니까?
12 | 가게에서 2~3가지 물건을 사려고 할 때 물건 이름을 기억하기 어렵습니까?
13 | 가스 불이나 조명 등을 끄는 것을 기억하기 어렵습니까?
14 | 자주 사용하는 전화번호(자신 혹은 자녀의 집)을 기억하기 어렵습니까?

* 해당되는 사항이 많을수록 치매 위험이 높음

얼마나 떨어지는가도 알아볼 수 있다.

국민건강보험공단에서 2년마다 제공하는 국가건강검진 프로그램에도 치매의 위험을 확인할 수 있는 설문지가 포함되어 있다. 또한 그밖에도 치매 자가 진단을 할 수 있는 다양한 애플리케이션을 활용해 객관적으로 기억력을 테스트해보는 것도 방법이다.

치매
왜 걸리는가?

치매는 왜 걸리게 되는 걸까. 치매의 영향을 미치는 원인을 세세히 살펴보면 우리가 미처 알지 못한 일상 곳곳에 숨어있음을 발견하게 된다.

성인병은 곧 치매의 시작이다

치매를 유발하는 핵심 요소에서 **성인병**을 빼놓을 수 없다. 술과 담배, 운동 부족, 비만, 당뇨 등 노년의 건강을 위협하는 요인들은 쉽게 치매로 직결된다. 그 중 놓치기 쉬운 치매 원인은 고혈압이다. 고혈압은 치매 위험을 1.6배까지 높이는 것으로 알려져 있다. 고혈압 환자는 혈액이 뇌혈관 벽에 강한 압력을 가해 손상을 입히기 쉬워 두껍고 단단하고 좁아진 혈관 벽으로 인해 혈액공급에 지장이 생긴다. 이는 뇌경색으로 이어져 치매를 유발한다.

미국 존스 홉킨스대학교Johns Hopkins University 연구 팀이

4,761명의 환자를 분석한 결과 중년과 노년에 모두 혈압이 정상이었던 환자에 비해 중년에는 정상이었으나 노년에 고혈압을 앓을 경우 치매 위험이 3배 높았으며 중년과 노년에 모두 고혈압을 겪는다면 치매 위험은 9배로 급증했다.

혈압을 관리하기 위해서는 콜레스테롤 수치를 들여다봐야 한다. 중국 톈진대학교 Tianjin University 연구 팀에 따르면 치매 환자의 콜레스테롤 수치는 건강한 사람에 비해 평균 약 10%가 높았고 나쁜 콜레스테롤 수치로 불리는 LDL콜레스테롤 수치도 약 27%가 높았다. 반면 좋은 콜레스테롤이라고 할 수 있는 HDL콜레스테롤 수치는 건강한 사람들에 비해 적게 가지고 있었다.

수면 중 겪는 문제들이 치매 유병률을 높인다

잠은 치매와 깊은 인연을 가지고 있다. 이를테면 하루 수면 시간이 5시간 이하이면 치매에 걸릴 위험이 2배 증가한다. 미국 브리검 앤 위민스 병원 Brigham and Women's Hospital 찰스 체이슬러 Charles Czeisler 박사 팀이 미국에 거주하는 65세 이상의 성인 2,812명의 건강 데이터를 분석해 나온 수치다. 이 연구에는 잠드는 시간이 일상적으로 30분 이상이 걸리면 치매 발병 위험이 45% 증가한다는 내용도 담겨있다.

수면 무호흡증도 치매를 유발한다. 자는 도중 숨을 쉬지 않는 무호흡과 저호흡 증상이 시간당 5회 이상 발생하는 것을 수면 무호흡증이라고 하는데, 이 증상이 있으면 치매 발생 위험도가 대략 1.6~1.8배 높아지는 것으로 알려져 있다.

수면 중 무호흡이 빈번하면 뇌로 가는 혈류가 감소하기 때문에 기억력이나 인지 기능과 관련된 부분에 기능적 또는 구조적으로 해로운 변화가 나타날 수 있다. 자는 동안 산소가 부족하면 혈압이 높아져 고혈압으로 인한 혈관 손상 우려가 높아진다. 수면 무호흡증은 신경계의 만성적인 염증과 뇌의 비정상적인 변화 등을 일으켜 인지 기능을 저하시킬 수 있고, 치매의 주요 발병 원인인 베타 아밀로이드를 뇌에 더 많이 침착시킨다.

수면 무호흡증이나 불면증 등으로 충분히 잠을 못 자면 생체 리듬을 24시간으로 일정하게 조절해주는 호르몬인 멜라토닌Melatonin도 비정상적으로 분비된다. 이로 인해 생체 리듬이 깨지면 기억력 강화에 나쁜 영향을 미친다. 여기에 더해 저산소 상태가 지속되면 스트레스 호르몬으로 알려진 코르티솔Cortisol 호르몬이 분비된다. 코르티솔 호르몬 역시 농도가 높으면 기억력이나 인지 기능을 저하시킨다.

그렇다고 잠이 오지 않아 수면제를 과다복용하는 것 역시 좋지 않다. 미국 유타주립대학교 연구 팀은 치매가 없었던 65세 이상의 고령을 대상으로 관찰연구를 진행한 결과, 수면제를 복용한 고령에서 알츠하이머 치매 발병 위험이 최대 4배가량 높았다.

연구에는 미국 캐시 카운티 Cache County 지역에 거주하며 등록 당시 치매가 없었던 65세 이상의 성인 3,656명이 모집됐다.

분석 결과, 수면제를 복용한 고령 남성의 알츠하이머 치매 발병 위험은 수면제를 복용하지 않은 남성과 비교해 3.6배 높았다. 고령 여성에서도 이와 유사한 결과가 나타났다.

이러한 조사를 통해 연구 팀은 벤조디아제핀, 삼환계 또는 사환계 항우울제, 항히스타민제 등의 수면제가 알츠하이머병 발병 위험을 높인다는 가능성을 제기하면서 고령에게 수면제를 처방하는 것은 주의해야 한다고 밝혔다. 또한 수면제에 장기간 의존하게 되면 뇌 기능을 떨어뜨리는 등 부작용이 발생할 수 있다. 특히 수면 무호흡증 환자는 수면제를 먹으면 호흡 기능이 더욱 떨어질 수 있기 때문에 더욱 조심해야 한다.

코로나19로 인한 우울증 증가는 치매 환자 수를 높인다

코로나19 바이러스 감염증이 치매 환자를 증가시킨다? 호흡기 바이러스와 치매가 무슨 상관인가 싶지만, 우리는 코로나19 시대가 만들어낸 사회적 환경에 주목할 필요가 있다. 건강에 대한 위험과 사회적 거리두기 강화로 집 안에서만 생활해야 하는 시간이 늘어났다. 활발한 활동과 소통의 제한은 우울감으로 이어지기 쉽다. 치매 위험군인 노년층은 다른 계층보다 훨씬 더 많은 고립과 외로움에 노출될 수밖에 없다. 코로나19 시대에 우리는 노년층의 우울증 증가라는 또 다른 사회적 문제에 마주칠 위기에 놓여있다.

치매의 첫 증상의 1/3이 우울증으로 나타난다는 보고가 있을 정도로 우울증은 치매의 전조와 같은 현상이다. 그렇기에 노년기에 걸리는 가벼운 우울증(아증후 우울증)을 가볍게 넘겨서는 안 된다. 치매가 아니라도 노년기 우울증은 비관적이고 괴로워지는 증상과 함께 기억력이 떨어지고 인지 감퇴가 나타나기 쉽다. 우울증 때문에 인지 능력이 너무 떨어지면 '가성 치매'라고 부르는 상태에까지 이를 수 있다.

서울시보라매병원 정신건강의학과 오대종 교수와 분당서울대병원 정신건강의학과 김기웅 교수 공동 연구 팀은 가벼운 우울증과 치매 발생의 연관성을 분석하기 위해 6년 동안 2년마다 대상자의 인지 기능 변화를 추적 관찰하는 방식으로 치매나 우울증 등의 과거력이 없는 60세 이상 노인 4,456명을 무작위로 선정해 연구를 진행했다.

그 결과 가벼운 우울증으로 진단된 노인은 정상 노인에 비해 6년 내 치매가 발병할 위험이 3배 이상 증가하는 것으로 나타났다.

특히 가벼운 우울증이 2년 이상 만성화되거나 재발한 경우 치매 발병 위험이 증가했는데, 인지 기능이 정상인 노인에서 만성 아증후 우울증이 진단된 경우 6년 내 치매 발병 위험은 무려 12배 이상,

우울증상의 중증도가 악화된 경우에는 15배에서 최대 46배까지도 증가하는 것으로 밝혀졌다.

연구 팀은 이번 연구를 통해 노년기에 우울증상이 나타날 경우, 증상이 가볍더라도 오래 지속되면 치매 발생 위험을 크게 높이기 때문에, 기억력을 비롯한 인지 기능에 크게 이상이 없어도 가벼운 우울증이 2년 이상 지속된다면 전문의 진료를 통해 우울증상을 조절하고, 인지 기능에 대한 정기적인 평가를 받아볼 필요가 있다고 강조했다.

치매와 우울증은 상호적으로 영향을 주는 까닭에 두 질환은 노년기에서 떨어뜨려 생각하기 어렵다. 두 가지 증상이 복합적으로 작용할 때 원인과 결과 관계를 잘 진단해 적절한 치료를 진행해야 한다.

그 외에 생각해봐야 할 위험들

이외에도 잘 알려지지 않은 치매 징조가 하나 있다면 **후각**이다. 미국에서 71~82세 노인 2,289명을 대상으로 후각 기능을 검사하고 13년간 추적 조사를 진행했다. 연구 기간 중 1,211명이 사망한 가운데, 전체적으로 후각 기능이 약한 노인은 10년 후 사망할 가능성이 후각 기능이 예민한 노인에 비해 46% 높은 것으로 나타났다.

미국 러시대학교Rush University 메디컬센터 로버트 윌슨Robert Wilson 박사는 후각 기능이 떨어진 사람은 일반인보다 인지 기능 장

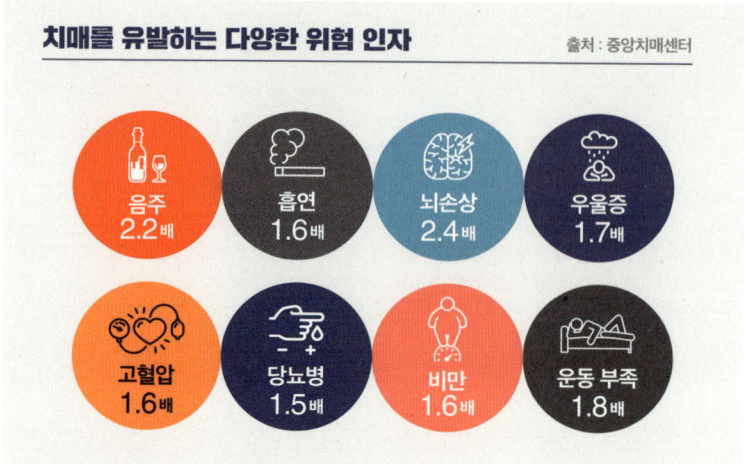

애 위험이 50% 높다고 발표한 바 있다. 그에 따르면 54~100세 성인 600명을 대상으로 5년간 후각 기능과 인지 기능 테스트를 한 결과 양파, 레몬, 계피, 후춧가루 등 익숙한 냄새를 구분하지 못하는 이들에게서 인지 기능 장애 위험이 높게 나타났다. 일상적으로 맡아왔던 냄새를 갑자기 구분하지 못할 경우, 치매 진행 가능성이 높다는 의미다.

치매에 영향을 주는 또 한 가지는 **치아 개수**다. 일본 규슈대가 2007년부터 2012년까지 60세 이상 노인 1,566명의 치아 상태와 치매 발생률을 조사한 결과, 치아가 1~9개 있는 노인은 치아가 20개 이상 있는 노인에 비해 치매 위험이 81% 높았으며, 치아가 10~19개인 노인 역시 치아가 20개 이상 있는 노인보다 치매가 생길 확률이 62% 높은 것으로 나타났다.

치아와 뇌 건강은 무관하지 않다. 씹을 때 움직이는 근육을 저작근咀嚼筋이라고 하는데 이 근육이 움직이면서 뇌 혈류량을 증가시킨다. 또 씹을 때마다 머릿속의 단기 기억을 저장하는 해마의 세포 활동이 늘어난다. 음식물을 잘 씹으면 뇌의 혈액 순환과 신경 자극, 기억력 향상에 도움이 되는 것이다. 반대로 치아가 부족하다면 그만한 효과를 기대하기 어려워진다.

대상포진이나 소음이 치매를 유발한다는 연구 결과도 있다. 서울아산병원 김성한 교수 팀의 연구에 따르면 대상포진 진단을 받고 항바이러스제 치료를 받지 않은 환자는 치료를 받은 환자에 비해 치매에 걸릴 위험이 높은 것으로 관찰되었다.

대상포진은 어릴 때 감염된 수두 바이러스가 신경 세포에 잠복해 있다가 신체 면역력이 떨어질 때 신경 주변으로 퍼져서 발생한다. 연구 팀은 대상포진 바이러스의 특성이 전신의 염증과 면역체계 이상을 유발해 치매 발병에까지 영향을 미치는 것으로 추정하고 있다.

또한 오랜 기간 소음 노출이 치매 발병 가능성을 높인다는 분석은 미국 보스턴대학교의 제니퍼 위브Jennifer Weave 역학교수 연구 팀을 통해 나왔다. 65세 이상 노인 5,227명을 대상으로 5년에 걸쳐 진행한 연구 결과 낮 동안 주변 소음이 10db(데시벨) 올라갈 때마다 해당 지역에 사는 노인의 경도인지장애 위험은 36%, 치매 위험은

29%가 증가했다. 지나친 소음은 수면 부족, 난청, 심장박동 상승, 혈관 수축 등으로 혈압 상승을 유도해 치매 위험을 높인다는 것이다.

이처럼 우리가 미처 신경쓰지 못한 생활 곳곳에서 치매의 그림자가 어둡게 드리워 있다.

치매
치료법은?

치매가 우리의 삶을 잠식해가고 있다면, 그 치료 방법은 과연 무엇인지에 대한 궁금증을 갖게 된다. 하지만 안타깝게도 치매에는 아직까지 근본적인 치료제가 없다. 치매는 왜 근본적으로 치료할 수가 없는 것일까.

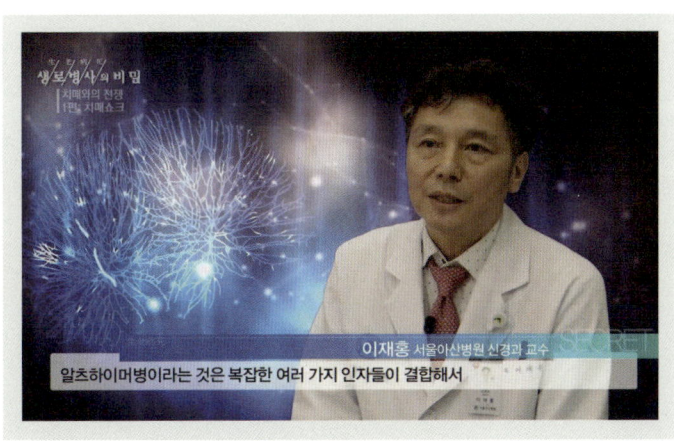

서울아산병원 신경과 이재홍 교수의 말에서 그 이유를 찾을 수 있다. 치매를 다루면서 약물 치료를 시도하지 않는 것은 아니다. 다만 치매는 여러 가지 유전적·환경적 요인들이 결합해서 생기는 복잡한 질환이기 때문에, 어떤 약을 얼마나 써야 할지 판단하는 것부터 난관에 부딪친다.

인지개선제, 뇌전증 예방약, 파킨슨 증상 치료제 등 다양한 약이 있지만 약의 조화를 찾는 건 쉽지 않다. 알츠하이머 환자나 정상 노인에게는 큰 문제가 안되는 약재들이 루이소체 치매 환자에게는 동작을 느리게 하거나 반응을 낮추고 심할 경우 기절하거나 사망에 이르는 등 부작용을 초래하기도 한다. 또한, 치매는 나이가 들어 생기는 일종의 퇴행성 질환이다. 퇴행성 질환 자체가 완치할 수 있는 약이 존재하기 어렵다. 고혈압, 당뇨, 관절염 등이 증상을 조절하는 약은 있으나 완벽한 치료제가 없는 것과 같은 이유다.

이러한 이유로 어떤 한 가지 타깃을 목표로 하는 약물 치료는 성공하기 어렵기 때문에, 마치 암 환자나 에이즈 환자를 치료할 때 소위 칵테일 치료라고 하는 복합 병행 치료를 하듯이, 여러 가지 작용 기전을 가진 약을 합쳐 사용하는 방법이 치매에 대처하는 현대의학의 방식이다. 약물을 사용한 현재의 치매 치료는 본 원인을 해결하는 것이라기보다는 증상이 나빠지지 않도록 관리하는 것에 가깝다.

물론 약물 치료로 인한 효과도 분명 있다. 예를 들어 혈관성 치매는 뇌경색을 예방하는 약이 큰 도움을 주고, 루이소체 치매 또한 약을 사용해 호전을 기대할 수 있는 부류에 들어간다. 일부 환자의 경우 일상생활을 혼자 할 수 있는 단계까지 회복되기도 한다.

루이소체 치매를 앓고 있는 김미수 씨의 사례는 치료를 통해 치매를 극복한 긍정적인 사례로 꼽을 만하다. 교통사고로 치매가 생겨 대화는 물론 거동조차 쉽지 않아 모든 면에서 도움을 받아야 했던 김미수 씨는 MRI 검사 결과에서도 뇌 기능이 저하된 것으로 나타난 상태였다. 하지만 약을 처방받은 후로 김미수 씨는 질문에 답을 하고 거리를 걷는 것이 가능해지는 등 증상이 확연히 호전됐다.

불행하게도 수많은 사람이 고통받고 있는 알츠하이머 치매는 약물 치료를 통해 병세를 늦추는 정도의 효과는 있지만 악화를 완전히 막기는 어렵다.

현재까지 개발된 약들은 상당수가 뇌 속에서 아세틸콜린 Acetylcholine이라는 물질이 유지되도록 돕는 역할을 한다. 아세틸콜린은 인지 기능을 유지하는 데 필요한 물질로 관련 약물은 알츠하이머 치매에 의해 줄어든 상태를 개선시킨다. 아세틸콜린과 관련된 약에 대해 5년간 추적 결과, 치매 초기부터 약물을 꾸준히 사용한 사람은 그렇지 않은 사람에 비해 증상이 악화되는 비율이 현저히 낮았다고 밝혀진 바 있다.

치매가 진행되면서 흥분성 뇌손상을 통해 뇌세포가 죽는 현상을 막기 위해 흥분성 신경 전달을 하는 NMDA*라는 수용체의 기능을 부분적으로 차단해서 치매의 진행을 억제하는 약도 있다. 현재는 기억감퇴 증상을 개선하거나 지연시키려는 목적을 가지고 임상에서 활용이 되고 있다.

하지만 지금의 약물 수준에서 근본적인 치매의 극복은 여전히 요원하다. 치매와 관련한 신약을 세계 각국에서 개발하고 있지만 난관에 부딪혀 있다. 국내 치매 치료제 개발에 가장 속도를 내는 기업들은 2020년까지도 경증 알츠하이머 치매 환자를 대상으로 한 임상 시험을 매듭짓지 못하고 있고, 현재까지 개발된 나멘다Namenda, 도네페질Donepezil, 갈란타민Galantamine 등의 치료제도 증상을 완화시키고 진행 속도를 늦춰주는 효과가 있을 뿐 증상 자체를 치료하는 완전한 치료제로 보기는 어렵다.

치매 임상 시험은 대부분 알츠하이머 치매에 집중되어 있는데, 현재 개발 중인 임상 신약은 주로 알츠하이머 치매를 유발하는 베타 아밀로이드라는 원인 물질이 쌓이지 않게끔 해주는 것을 목표로 한다. 최근에 줄기세포를 이용한 치매 치료제가 나와 화제를 끌기도 했는데 이 역시 핵심은 베타 아밀로이드의 감소다.

안타깝게도 임상 시험들은 계속 고배를 마시고 있다. 실패 이유는 크게 두 가지로 분

* NMDA 수용체는 시냅스 후 막에 존재하는 이온성 글루탐산 수용체의 일종으로, 시냅스후 막에 존재하는 글루탐산 수용체에 결합함으로써 신경 전달(Synaptic Transmission)이 일어남.

석된다. 첫 번째는 환자가 증상을 느끼는 단계에 베타 아밀로이드가 이미 역할이 끝났을 수 있다는 것이다. 이후로는 베타 아밀로이드로 생긴 여러 가지 활성산소로 인한 손상, 염증 등이 문제를 일으키는 것이기 때문에 베타 아밀로이드에 대한 약물 치료가 효과가 없다는 분석이다.

두 번째는 치매의 원인 물질이라고 생각했던 베타 아밀로이드가 근본적인 이유가 아니라 다른 원인에 의해 눈에 띄게 증가하는 부수적인 증상이기 때문에, 베타 아밀로이드를 제거한다고 해서 치매를 회복하기 어렵다는 지적이다.

2019년 미국 케슬리 토머스Kesli Thomas 박사 연구 팀의 발표 내용이 이를 입증한다. 경도인지장애가 있는 환자가 치매로 발전하는 과정에서 베타 아밀로이드의 증가 속도가 예상보다 빠르지 않다는 점이 밝혀진 것이다. 그래서 베타 아밀로이드를 제거하는 게 목적이 아닌, 치매 환자에게서 발견되는 다른 병리 현상들을 대상으로 신약을 개발해야 한다는 주장도 있다.

이러한 의견에도 불구하고 2003년 이후 13년만인 2021년에 '애드유헬름Aduhelm'이라는 알츠하이머 치료제가 FDA 신약 승인을 받았다. FDA 결정은 뇌 아밀로이드에 대한 약의 효과가 알츠하이머 환자에게 도움이 될 가능성이 있다는 논란의 여지가 있는 전제를 근거로 한 것인데, 상당수 전문가들은 베타 아밀로이드를 제거한다고 알츠하이머가 치료되는지는 과학적으로 입증되지 않았기에 해당 신약이 신약 승인을 받은 것에 대해 부정적으로 평가하고 있다.

　FDA는 이러한 논란을 의식해 애드유헬름을 조건부 승인했다. 시판 후 후속 임상 시험 결과를 통해 인지 능력 개선을 입증하지 못하면 승인이 취소될 수 있다는 뜻이다.

　병원 현장에서는 치매 진료에서 약물이 차지하는 비중을 30% 정도로 본다. 지금으로서는 한 가지 약물만 바라보거나 약물 치료 자체에만 의존하지 말고, 열린 마음으로 환자의 일상 전반에 걸친 다양한 치료 방법을 복합적으로 시도하는 것이 현실적인 방안이다.

**DEMENTIA
SHOCK
DEMENTIA
REVOLUTION**

CHAPTER
3

치매,
아직 희망은 있다
호전된 치매 환자들의 비밀

치매 치료에도
골든 타임이 있다

치매는 완전한 치료가 불가능해 무엇보다 예방이 중요하지만 치매 치료에는 분명 골든 타임이 있다. 치매를 일찍 발견하면 발견할수록 치매의 증세를 지연시킬 수 있는 시간적 여유와 기회가 생기기 때문이다. 따라서 치매가 발병했다고 하더라도 빠르게 발견해 그에 따른 치료를 시작한다면 악화되는 속도를 상당 부분 늦출 수 있다. 치매 이전 단계인 경도인지장애 수준이거나 별도의 인지 장애 증상 없이 뇌에 치매를 일으키는 병리나 원인 물질만 발견되는 경우라면 치료가 효과를 볼 수 있는 가능성이 높다. 하지만 이미 치매 증상이 분명해진 단계에서 진단했을 때는 뇌의 상태가 이미 악화되어 있을 가능성이 높아서 치료의 창이 상대적으로 좁게 닫힌 상태이기 때문에 증상 개선이 쉽지 않다.

그렇기에 앞서 밝힌 치매 증상이 본인에게 나타난다면 가능한 빨리 국가에서 마련한 다양한 제도를 활용해 진단과 치료를 받아보는 게 좋다. 국민건강보험의 지원을 통해 치매 진단은 모두 보험으로 진료를 받을 수 있다.* 치매로 진단이 되면 진단 비용과 약재 비용 또한 국민건강보험에서 지원이 가능하다.

국내 대표적인 치매 전문 기관인 '치매안심센터'에서는 전문적인 과정에 따라 치매 진단을 돕고 있다. 기억력, 시간 지남력, 장소 지남력의 유지, 판단 해결 능력, 사회 또는 가정 활동 등에서 개인위생을 스스로 관리할 수 있는지 등 6가지 영역에 대해서 심층 인터뷰를 하고 신경 검사와 인지 기능 검사, 병력을 토대로 임상적인 치매 척도를 판단한다. 그리고 여기에 맞는 약물 치료, 운동, 인지 강화 프로그램 같은 치료를 병행한다.

치매안심센터에서는 정기적인 치매 환자 발굴 작업도 한다. 간이 정신 상태 검사를 거쳐 일정한 교육 수준과 나이에 비해서 떨어진 인지저하군을 찾고, 해당 원인이 발견되면 자세한 인지 기능 평가인 2차 검사를 통해 기억력, 전두엽 기능, 언어 기능, 시공간 능력 등의 손상 여부를 판가름한다. 최종적으로 치매가 의심되면 병원으로 연계해 신경 영상 검사나 추가적인 혈액 검사를 통해서 감별 진단을 한다.

* 만 60세 이상의 경우 1단계 선별검사, 2단계 진단검사까지는 무료로 받을 수 있으나, 3단계인 감별검사에서는 중위소득 120%이하인 노인의 경우에만 무료로 진행이 가능하다.

가족의 경제능력이 낮다면 치료에 드는 자부담까지 치매안심센터의 치매 진료비 지원 신청을 거쳐 추가 지원을 받을 수 있다. 치매가 중증이거나 돌보기 까다로운 유형일 때는 국민건강보험의 산정 특례 서비스*로 병원치료비의 자부담을 10%까지 낮추는 것도 가능하다.

치매의 가장 흔한 원인 중 하나인 알츠하이머 치매를 가장 확실하게 진단하는 아밀로이드 펫Amyloid-PET 검사는 치매를 일으키는 뇌 속 베타 아밀로이드 단백질이 얼마나 쌓였는지 정밀 뇌 검사 기계를 통해 확인하는 과정이다. 이를 위해 주사제를 투입한 후 검사를 진행한다. 이 검사를 통해 당장은 치매 증상이 없더라도 내게 치매 발병 가능성이 어느 정도이며 시기는 언제쯤일지 예측할 수 있다. 베타 아밀로이드는 치매 증상이 나타나기 20년 전부터 뇌 속에서 서서히 증가하는 특성이 있기 때문이다. 이와 같은 원리로 아밀로이드 펫 검사를 통해 뇌 속에 침착되어 있는 베타 아밀로이드를 확인할 수 있다.

뇌 영상을 확보하기 위해 MRI검사도 진행한다. MRI는 뇌혈관 질환을 진단하는 데 유용한 검사법이다. 뇌혈관이 막히거나 좁아진 부위를 찾을 수 있어 치매와 관련해 뇌의 구조적인 문제를 파악할 때 적절하다. MRI를 통해 뇌에 혈액이 덜 공급되는 부분은 없는지, 뇌혈관이 터지진 않았는지, 기억력을 주관하는 해마의 위축은 없는지 등을 파악할 수 있다.

치매는 불치병에 가까울 정도로 치료가

* 암 등 4대 중증 질환에 대해서 본인 부담금 비율을 크게 낮추는 서비스.

어렵기에 치매를 조기에 발견하는 것이 무엇보다 중요해지면서 검사 방법이 간단하고 비용이 적게 드는 다양한 치매 진단 방법들이 개발되고 있다. 뇌세포에 비정상적으로 쌓이는 베타 아밀로이드, 타우 단백질 관련 물질을 선별적으로 검출하거나 잇몸과 혀 점막 등 구강 상피 조직을 떼어 유전자 검사를 통해 치매 위험을 알아내는 등이다.

2020년 7월에는 국내 연구진에 의해 혈액에서 베타 아밀로이드 농도를 측정해 치매를 진단하는 기술이 나와 치매 증상이 발현하기 전에 혈액 검사로 치매를 예측하고 대응할 수 있는 폭이 넓어졌다. 눈의 망막을 보고 치매를 진단하는 기술은 미국과 캐나다 연구 팀에 의해 개발되었으며 이는 뇌에 쌓인 베타 아밀로이드가 망막 뒤쪽에 영향을 주어 망막 내 베타 아밀로이드 축적량을 측정하거나 노란색 점이 나타나는 등의 증상을 통해 치매의 징후를 읽어내는 방식이다.

치매 조기진단 방법은 이외에도 여러 가지가 있다. 그림을 그리는 패턴을 통해 기억 능력을 평가할 수도 있고 눈동자의 움직임을 보고 좌뇌나 우뇌의 손상을 알아보는 것도 가능하다. 가상 현실 장비를 활용해 보행 패턴이나 운동 능력을 파악하는 방법이나, 안경처럼 되어 있는 장비를 쓰면 대뇌의 손상 정도를 자동으로 점검해 주는 기술도 개발되었다. 그중 가장 흥미로운 진단법은 7분짜리 드라마 한 편으로 치매를 감별하는 것이다. 삼성서울병원 나덕렬 신경과 교수, 한국과학기술연구원 최지현 박사, 전북대병원 김고운 신경과 교수 연구 팀에서 개발돼 화제가 되었다. 이 연구 팀이 개발한 영상은 생일을 맞은 1명과 파티에 초대받은 6명에게 일어나는 상황을 중심으로 한 7분짜리 드라마다. 상영시간은 짧지만 등장인물, 배경, 소품, 어투, 억양 등 모든 요소가 사전에 치밀하게 계산돼 개인의 인지 기능 평가에 최적화됐다.

또한 연구진은 드라마 전체 분량을 360도 카메라로 촬영한 영상으로 구성했다. 피험자가 HMD Head Mounted Display 를 착용한 상태에서 영상을 시청하도록 해 마치 실제 현장에 있는 듯한 느낌이 들도록 했다. 검사를 받는 피험자는 생생하게 드라마를 경험한 후 관련 내용에 대한 설문에 답하게 되고 피험자의 답변 내용은 기계학습을 통해 통계적 분석을 거쳐 만든 알고리즘으로 풀어낸다. 기존 인지 기능 검사가 마치 시험을 보는 것 같은 부담이 있었다면, 이 진단법은 드라마 시청이라는 과정을 통해 거부감을 줄이고 피험자의 인지 기능이 일상생활에서 얼마나 제대로 작동하는지 알아보는 데 주안점을 뒀다.

이러한 조기진단법에 등장하는 다양한 기술은 치매 진단에 요구되는 개인과 사회적 비용을 줄여주는 것 외에도, 과학적 데이터를 기반으로 하기 때문에 신뢰도가 상당히 높다는 점이 장점이다.

실제 치매 환자들을 대상으로 테스트를 해본 결과, 기술에 따라 차이는 있지만 대체로 90% 이상의 높은 정확도를 나타냈다.

또 거부감 없이 치매 진단을 가능하게 할 수 있다는 점도 고무적이다. 치매에 걸린 환자는 본인의 자존심이나 기기에 대한 거부감 등으로 정확한 진단을 방해하는 사례가 적지 않은데, 첨단 기술을 활용한 다양한 조기진단법들을 활용한다면 마치 놀이나 게임을 하듯이 진단을 받을 수 있어, 치매 검사에 대한 막연한 거부감과 두려움을 갖고 있는 이들에게 도움을 줄 수 있다.

환자 중심의 보살핌이
치매를 낫게 한다

13년 전에 치매가 발병한 김복남(가명) 할머니와 아들 김석원(가명) 씨는 사랑한다는 말로 하루를 시작한다. 김복남 씨의 나이는 어느덧 111세다. 100세를 코앞에 두고 치매에 걸렸다. 퇴근하고 돌아온 아들을 몰라본 어머니의 모습에 김석원 씨는 심상치 않은 기운을 느꼈다.

설마 하는 마음에 CCTV를 달았고, 아들이 출근한 사이 집에 남겨져 녹화된 어머니의 모습은 충격적이었다. 몸을 제대로 가누지 못하며 부엌을 헤매거나 바닥에 쓰러지는 등 전형적인 치매 환자의 행동을 보인 어머니를 목격한 아들은 그 길로 회사를 그만두고 어머니를 돌봤다.

머리가 희끗한 아들이지만 어머니 앞에서는 재롱을 부리는 것을 마다하지 않는다. 어머니를 씻기고 좋아하는 음식을 준비하며 어머니를 기쁘게 할 일들을 생각하다보니 과묵했던 성격도 변해 수

다쟁이가 되었다.

혼자 있는 시간이 길어지면서 생긴 우울증이 치매로 왔다는 생각에 무엇보다 어머니 곁에서 말동무가 되어야겠다는 생각으로 김석원 씨는 간병을 계속하고 있다.

"저는 어머니가 치매를 앓는 과정을 생생하게 목격했기 때문에 그 원인에 대해 자신있게 말할 수 있습니다. 고독하다가, 그리워지는 시간 속에서 치매가 온다는 것을 어머니를 통해서 경험했어요. 관심과 사랑을 주면서 부모님과 소통하지 않으면 치매가 온다고 말씀드리고 싶어요. 이제는 늘 같이 있으려고 애쓰고, 늘 말동무가 되어 드리려고 노력하고 있습니다. 보호자들이 할 수 있는 방법은 형편과 상황에 따라 다 다르겠지만 어떠한 환경에서라도 할 수 있는 일을 하시면 좋겠어요. 밖을 같이 돌아다니기 힘들다면 집에서라도 웃게 해드리고, 사랑의 눈빛을 드리고, 만져 드리고 하는 식이면 방법은 얼마든지 있다고 봅니다."

- 치매 환자 가족 김석원 씨

한창 나이에 꿈을 접고 어머니 간병에 매진하기란 쉬운 일은 아니었다. 한때 어머니가 돌아가셔야 자신의 인생을 살 수 있겠다는 생각도 했지만, 김석원 씨는 당당하게 어머니를 돌보는 지금의 삶이 기쁘고 행복하다고 말한다. 아들의 효심 덕분인지 어머니는 13

년 전보다 눈에 띄게 건강해졌다.

　김석원 씨의 돌봄에는 몇 가지 특징이 엿보인다. 무엇보다 환자가 자기 기능을 최대한 쓸 수 있게 유도하고 지원한다는 점이 두드러진다. 식사를 하더라도 환자가 스스로 먹도록 하고 화장실도 혼자 가도록 유도한다. 보호자는 그 과정 속에 환자가 어려움을 겪을 때만 돕는다. 이는 환자가 자기 잔존 기능을 최대한 오래 쓸 수 있게 만드는 셈이다.

　분당서울대병원 정신건강의학과 김기웅 교수는 환자 중심의 돌봄이 김복남 할머니의 치매 완화에 결정적인 역할을 했을 거라고 조언한다.

　치매가 있어 욕구 표현에 어려움을 겪더라도 환자가 아무것도 할 수 없는 건 아니다. 하지만 환자가 스스로 하고 싶은 욕구를 가지고 있음에도 돌봄이 돌보는 사람 중심으로 이루어질 때가 많다. 이렇게 되면 환자의 의지를 살피지 않고 돌봄에 필요성만을 중심으로 환자의 삶을 재단하고 관리하기 쉽다.

　치매 환자와 말이 잘 통하지 않으니 말 자체를 걸지 않거나 다른 사람의 물음에 보호자가 대신 답해버리기도 한다. 화장실에 혼자 가겠다고 해도 넘어지는 게 걱정된다는 이유로 가지 못하게 하고 기저귀에 배변을 하도록 하는 식이다. 돌봄의 편의성이 환자의 주체성을 압도해버린 경우다.

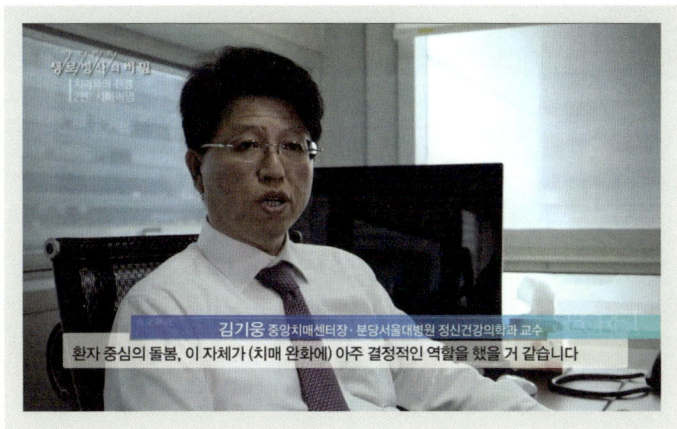

돌봄의 효율과 편의도 물론 중요하다. 하지만 돌봄에서는 돌봄 받는 사람의 삶이 가장 소중한 목표가 되어야 한다.

치매의 효율적 돌봄 방법으로 이야기되는 '**휴머니티드 케어** Humanitude Care'는 환자가 원하는 것을 파악하고 최대한 환자가 하고 싶은 방법으로 하게 해주는 것이다. 일상에서 늘 해결해야 하는 식사나 용변 등 모든 순간에 말을 걸어 환자가 말을 하도록 유도해 혼자 힘으로 상황을 해결해 나갈 수 있도록 만드는 것이 환자 중심의 돌봄의 기본이다.

휴머니티드 케어에서는 어떤 것을 환자가 했을 때 보호자가 평가하고 가르치기보다는 관심을 갖고 지원하면서 성취감을 느낄 수 있도록 돌보는 마음가짐이 요구된다. 그런 태도가 환자 본인이 치매로 인해 이전보다 어떤 행위를 훨씬 서투르고 못하더라도 부끄럽거나 괴로움을 느끼지 않고 생활을 해나갈 수 있게 해준다.

김석원 씨의 사례에서 볼 수 있듯이 환자의 눈높이에 맞춘 끊임없는 교감과 소통의 시도는 치매 치료에 큰 역할을 한다. 치매 환자는 모든 감각이 차단된 독방에 갇혀있는 것과 다르지 않다. 건강한 젊은 사람도 고립된 마음의 감옥에 장시간 갇히면 몸의 기능을 잃는다.

따라서 증상의 악화를 피하고 지속적인 개선을 꾀하려면 다양한 시도와 접근을 병행해야 한다. 만지고 말을 거는 것 이상으로 일상에서 효과적이고 지속적으로 할 수 있는 자극 방법은 사실상 없다. 인간의 모든 기능은 쓰지 않으면 퇴화하기 때문에 환자가 무언가 계속할 수 있도록 만들어 기능을 유지할 수 있도록 해야 한다.

치매 환자와 잘 대화하기 위해서는 몇 가지 요령이 필요하다. 치매 환자는 단위 시간당 정보를 처리할 수 있는 능력이 떨어지므로 갑자기 많은 정보를 전달하면 이해하기가 어렵다. 치매 환자에게 이야기할 때는 천천히, 단문으로 끊어가며 쉬운 단어를 사용해 이야기하는 것이 좋다. 또 말을 알아듣지 못하더라도 얼굴 표정과 분위기를 보고 환자가 이해할 수 있도록 항상 환자와 같거나 낮은 눈높이에서 의사소통을 하는 것을 권장한다. 환자가 위를 쳐다보는 행위는 어렵고 불편하기 때문이다. 환자가 이해하기 어려운 행동을 할 때는 논리적으로 설득해서 바꾸려고 하기보다는 관심을 다른 부분으로 전환시켜 문제가 되는 행동을 바꾸려는 노력을 기울여야 한다. 다소 이상한 행동이라도 그 행동이 환자나 주변 누군가에게 위해를 초래하지 않는다면 굳이 멈추려고 하지 말고 환자가 원하는 것을 할 수 있게 해주는 게 바람직하고, 그 행동보다 더 좋은 행동이 있다면 대신하도록 제시하는 정도가 최선이다.

우리가 치매 환자를 대할 때 결코 간과해서는 안되는 사실은 치매 환자가 이성적인 뇌의 인지 능력은 다소 부족하더라도 감성과 감정은 여전히 느낄 수 있다는 점이다. 끊임없이 기분 좋은 감정교류와 적절한 신체적 접촉, 눈 맞춤 등은 환자의 정서 상태를 긍정적으로 만든다. 환자의 정서가 밝아지면 몸 안의 면역 기능이 향상되고 스트레스 호르몬의 농도가 낮아지기 때문에 뇌의 퇴화를 늦출 수 있다. 가족의 돌봄과 사랑은 어떤 약보다 강력한 치료 방법이라고 할 수 있다.

잘 먹으면
좋아질 수 있다

제주도에 거주하는 유현승(가명) 씨는 치매 환자다. 교통사고 후 40일 만에 깨어난 그는 기억을 잃었다. 30년 넘게 그를 돌보는 배우자 신미자(가명) 씨는 기억을 잃은 남편을 받아들이는 과정을 고통스럽게 기억한다. 깨어난 남편은 자신의 어머니와 아내 외에 다른 사람을 기억하지 못했다.

그러나 주저앉아있을 수만은 없었다. 신미자 씨는 뇌에 좋다는 식재료를 공부했다. 우선 다른 건강이 좋아야 치매 걱정도 덜할 거라는 판단에서였다. 집 근처에 마련한 텃밭에 하나둘 심기 시작한 채소가 어느덧 수십 가지가 되었다. 된장과 간장도 유기농으로 콩을 띄워 손수 만든다. 농약은 일체 사용하지 않고 친환경 농법으로 재배한다.

"오장육부가 다 건강해야 치매도 괜찮아지는 거죠. 꼭 치매 맞춤이라기보다는 몸을 건강하게 하려면 건강하게 골고루 잘 먹어야 되겠다고

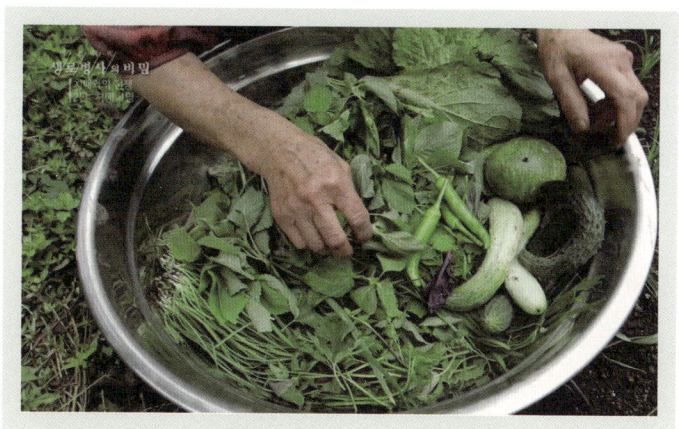
농약 없이 친환경 농법으로 재배한 식재료

생각했어요. 그렇게 챙겨주다보니 저도 바쁘고 건강해지고요. 그렇다고 대단히 잘 차려먹는 게 아니고 식단이 따로 있지도 않아요. 바다에서 나는 건 꼭 한 개씩은 식탁에 놓으려고 하고 이곳 밭과 산과 바다에서 나는 고사리, 얼갈이배추, 열무, 바닷고기를 빼놓지 않고 먹는 정도에요."
- 치매 환자 가족 신미자 씨

사고 당시 의사는 40대 후반인 유현승 씨가 앞으로 남은 세월을 80대 노인의 뇌로 살아야 한다고 이야기했다. 하지만 아내는 포기하지 않았고, 남편도 마찬가지였다.

부부는 손을 잡고 동네 경조사를 일부러 찾아다닐 정도로 틈날 때마다 함께 걸으며 활동을 많이 하려고 애썼다. 천성이 부지런했던 남편은 사고 후에도 틈날 때마다 몸을 움직였다. 운동도 빠지지 않고 하루에 30분씩 3번을 했다.

지금도 유현승 씨는 사진을 봐도 가족들의 얼굴을 잘 알아보지 못한다. 그러나 아내의 집안일을 도울 수 있을 정도로 회복이 되었다. 고혈압도, 당뇨도 없다.

신미자 씨는 치매 환자와 같이 생활하며 대화하는 일상이 중요하다고 말한다. 환자를 혼자 두지 않고 가깝게 접촉하며 건강하게 먹고 자고 교감하는 하루하루가 지금의 상태를 이끌었다는 것이다.

사라져서 돌아오지 않는 기억은 많다. 다만 21살의 유현승 씨가 20살의 신미자 씨를 사랑했던 날의 기억은 남아, 결혼식에 불렀던 노래를 기억하는 그다. 이들 부부가 치매를 버틸 수 있었던 것은 사랑의 힘이자 밥의 힘일지 모른다.

신미자 씨가 남편에게 제공한 식단은 뒤에 자세하게 나올 치매 예방에 도움이 되는 식재료 중 하나인 생선과 채소가 등장한다. 치매에 도움이 되는 식재료를 섭취해 온 유현승 씨의 사례를 봤을 때 치매 환자들도 치매 예방에 도움이 되는 음식들을 섭취해야 한다는 것을 알 수 있다. 의학의 아버지 히포크라테스가 '음식이 곧 약이고 약은 곧 음식이다.'라고 했을 만큼 먹는 것과 건강은 밀접한 관련이 있다.

최근 먹는 것과 관련해서 유의미하게 살펴봐야 할 연구 결과가 있다. 바로 치매와 장내 미생물 균형은 밀접한 관계가 있다는 연구 결과가 그것이다. 장내 미생물이 뇌에 영향을 줄 수 있으며 치매와 관련한 뇌 질환에도 관여할 수 있다는 것이다.

소화기관과 뇌는 떨어져 있지만 실제로 특별한 신경 세포와 면역 경로인 '장-뇌 축Gut-brain Axis'으로 연결돼 끊임 없이 상호 작용을 한다는 것이 이 연구의 논리다.

이와 관련해 '제2의 뇌'로 불리는 마이크로바이옴Microbiome에 대한 관심이 커지고 있다. 마이크로바이옴은 인체에 서식하는 '미생물Microbe'+'생태계Biome'를 합친 말로 몸속에 미생물과 그 유전자를 일컫는다. 우리 몸속에는 100조 개 이상의 미생물이 산다. 무게로 치면 무려 1kg이나 되는 이 미생물 대부분은 대장이나 소장 등 소화기관에 있다.

서울대학교 생명과학부 천종식 교수는 마이크로바이옴과 사람의 관계를 공생 관계로 정의한다. 햄버거, 피자, 기름기 많은 고기 등 서구화된 식사로 미생물 생태계가 파괴되면서 공생 관계에 있던 우리의 건강도 악화되기 시작했다는 것이다. 이 견해는 미국 스탠포드 의과대학Stanford University of Medical 미생물학과 저스틴 소넨버그Justin Sonnenberg 교수와도 일치한다. 설탕과 지방이 많은 식사는 미생물에게 먹거리를 풍부하게 제공하지 못한다. 이 미생물들은 적절한 자양분을 얻지 못하면 모체인 인간의 내장 점막을 공격해 해를 끼치는 존재로 바뀌고 장은 물론 연결되어 있는 뇌에도 악영향을 미치게 된다.

장내 미생물과 연계한 질병 치료 연구는 이제 소화기관 계통의 질병을 넘어서 암이나 퇴행성 뇌 질환으로 그 범위가 확대되고 있다.

삼성서울병원 정신건강의학과 전홍진 교수에 의하면 장내 미생물은 우울증과도 연관이 있다. 세로토닌 같은 신경 전달 물질은 외부에서 섭취하면 효과가 없고 몸 속 장내 미생물에 의해 만들어진 경우에만 효과가 있다. 장내 미생물이 활성화되면 우울함과 의욕 저하를 유발하는 염증 반응을 가라앉혀 스테로이드 호르몬의 안정을 가져와 기분을 좋게 해준다. 장내 미생물의 증가할수록 뇌 건강에 도움을 주는 것이다.

알츠하이머 치매에 걸린 쥐를 관찰해보니 치매 증상이 심할수

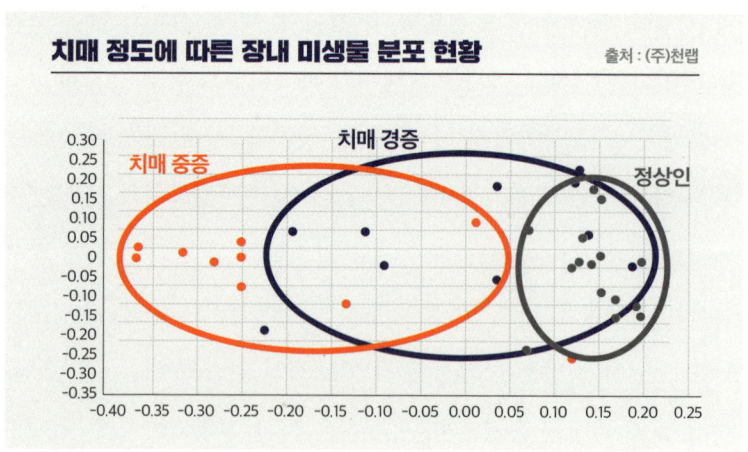

록 그렇지 않은 쥐와 비교할 때 장내 미생물 구성의 변화가 확연히 달라졌다. 뱃속의 미생물과 뇌 건강은 별개로 생각하기 쉬우나 실은 그렇지 않다는 것이다.

결론은 장내에 좋은 미생물을 많이 가지고 있을수록 치매를 예방하거나 치매를 덜 악화시키는 힘이 있다는 것이다. 이를 보다 정확히 확인하기 위해 치매 환자 20명과 일반인 20명을 대상으로 대장 미생물 생태계를 비교 검사해보았다. 건강한 사람은 유익균과 유해균이 8:2로 균형을 맞췄지만 치매 환자는 장내 미생물 균형이 거의 파괴되어 있다. 건강한 한국인들에게서 찾아볼 수 있는 대표적인 유익균 프레보텔라Prevotella는 치매 정도가 심할수록 거의 발견되지 않았다.

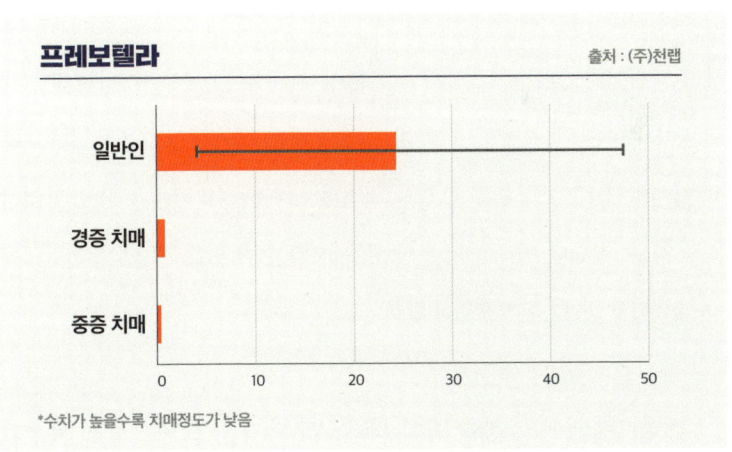

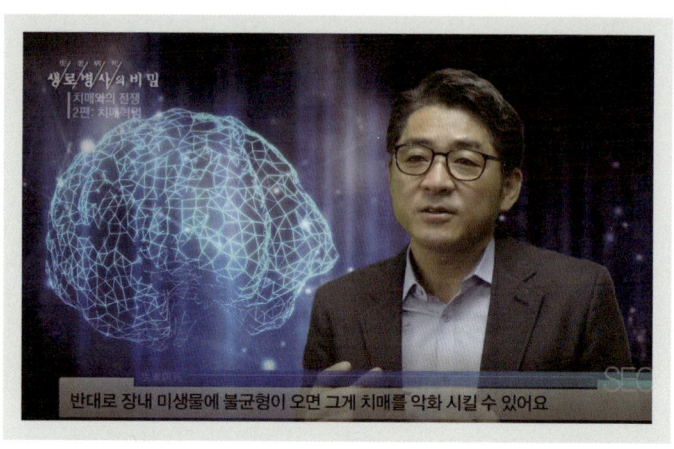

"장내 미생물에 생태계 구성이 세 그룹이 좀 달랐고요. 그 특징을 놓고 보면 정상인에 비해서 경증 치매 그룹이 생태계 균형 지수가 많이 떨어진 것으로 볼 수 있고 중증 환자의 경우에는 경증 환자보다 생태계 균형 지수가 더 떨어져서 장내 미생물 균형이 치매가 많이 진행될수록 균형이 깨집니다. 장내 미생물의 불균형이 치매 때문에 올 수 있는데 반대로 장내 미생물에 불균형이 오면 그게 치매를 악화시킬 수 있어요. 그래서 치매와 장내 미생물은 굉장히 밀접한 연관 관계가 있고 서로 악영향을 미칠 수 있지만 반대로 좋은 영향을 미칠 수가 있는 거죠."

- 서울대학교 생명과학부 천종식 교수

프로그램에서 진행할 한식 마이크로바이옴 프로젝트는 서구화된 식단으로 무너진 한국인의 장내 미생물 생태계 복원을 목표로 식습관에 문제가 있는 지원자를 모집해 2주간 한식을 제공하는 프로젝트였다. 현미, 통곡물, 콩, 두부, 야채, 나물, 견과류 등 식이섬유가 많은 음식과 발효식품으로 식사한 결과 참여자 3명 모두 유익균은 증가하고 유해균은 줄어들며 불안과 우울감이 상당히 호전되었다.

서울대학교 생명과학부 천종식 교수는 이 프로젝트의 결과를 세 가지로 정리한다. 첫 번째는 염증을 포함해 다수의 질병과 관련성이 증명된 프로테오박테리아Proteobacteria 세균의 감소다. 두 번째는 장에서 중요한 일을 하는 부티르산Butyric Acid을 만드는 여러 세균이 증가해 장의 염증이 줄고 면역력을 원활하게 조절할 수 있는 환경으로 장이 바뀌었다. 세 번째는 탄수화물, 서구화된 식단과 관련성이 높은 박테로이데스Bacteroidales 세균이 줄어들었다.

서울대학교 의과대학 생화학교실 묵인희 교수 연구 팀은 뇌 안에 베타 아밀로이드와 타우 단백질을 축적해 치매를 유발시킨 쥐의 장내 미생물군이 정상 쥐와 다르다는 점을 먼저 확인했다. 또 치매 쥐에서는 장벽 기능이 떨어져 장 누수 현상이 일어나고, 이 과정에서 독소가 혈액으로 퍼져나가 전신 염증 반응이 나타났다.

그런데 치매 쥐에게 정상 쥐의 분변을 이식해 미생물 군집 변화를 유도했을 때 뇌 안 베타 아밀로이드와 타우 단백질의 축적이 감소하면서 전신 염증 반응이 감소한 것이다. 이 연구 성과는 영국 위장병학회 학술지 「거트Gut」 8월자에 실렸다. 이러한 프로젝트의 결과가 장내 미생물을 조절해 치매를 치료할 수 있는 가능성을 제시했으며, 장내 미생물 검사로 질병을 진단하는 기술도 기대할 수 있을 것이다.

장내 미생물의 소재를 이용해서 미생물 신약을 만드는 것을 파마바이오틱스Pharmabiotics라고 하는데, 파마바이오틱스는 현재 세포 치료제 또는 항체 치료제 등과 마찬가지로 신약시장에서 중요한 한 분야로 자리 잡을 것으로 예측된다.

전 세계 마이크로바이옴 시장은 크게 성장하고 있다. 특히 장내 미생물을 기반으로 한 치료제 시장이 가장 주목받고 있는데 2018년에 5,600만 달러 규모에서 2024년엔 약 94억 달러 규모로 성장할 전망이다.

한국도 글로벌 마이크로바이옴 시장의 성장세에 주목해 신약개발에 발 벗고 나서고 있다. 전담 연구소를 세우고 신약 후보 물질을 구입해 공동 연구를 하는가 하면, 장내 미생물 상태를 측정해 모바일 어플리케이션과 연동하여 건강을 진단하고 질병을 예방하는 IT 기술과 마이크로바이옴을 결합한 헬스케어 기술도 등장한 상태다.

마이크로바이옴이 우리에게 주는 희망은 식·생활 습관 조절 등 개인의 노력으로 얼마든지 치매를 개선할 수 있다는 점이다. 인간이 능동적으로 스스로의 건강을 지켜나갈 수 있기에 전 미국 대통

령 버락 오바마Barack Obama, 마이크로소프트MS 창업자 빌 게이츠Bill Gates를 비롯해 전 세계가 마이크로바이옴에 주목하고 있다.

신선하고 영양소가 풍부한 식사가 건강에 도움이 된다는 사실은 분명하다. 그리고 이러한 음식이 궁극적으로 뇌 건강과도 직결된다는 것이 과학적으로 증명된 상태다. 치매를 걱정하는 사람이라면 자기 앞에 놓인 밥상을 들여다봐야 한다. 분당서울대병원 소화기내과 이동호 교수는 "장내 미생물이 어떻게 바뀌는지에 따라 우리 몸 안에 '질병 지도'도 바뀐다."고 조언했다.

뇌 가소성 이론,
치매 극복의 열쇠

치매는 결국 뇌의 문제다. 뇌의 비밀을 파헤치는 것이 치매 극복의 열쇠라는 점은 명백하다.

뇌를 구성하는 기본 단위는 뉴런Neuron으로 과거에는 모든 뉴런이 태어나기 전에 만들어진다고 믿었다. 그렇기에 뇌가 손상되면 치료가 불가능하다는 게 정설이었다. 그런데 1960년대부터 상황이 바뀌어 인간의 뇌는 환경의 변화에 적응하고 성장하며 심지어 재건될 수 있다는 주장이 나오기 시작했다. 이른바 뇌 가소성腦可塑性, Neuroplasticity의 등장이다. 뇌 가소성은 가소성을 뜻하는 플라스티서티Plasticity 즉, 플라스틱을 생각하면 이해하기 쉽다. 플라스틱의 변형 가능성과 같이 우리의 뇌도 외부의 자극, 경험, 학습에 의해 구조 기능적으로 변화하고 재조직화되는 현상, 또는 그 능력을 말한다. 즉, 뇌가 받아들이는 정보에 따라 뇌 스스로 변화할 수 있다는 것이다.

뇌는 약 천억 개의 신경 세포인 뉴런으로 이루어져 있고, 하나의 뉴런은 다른 뉴런과 접촉하여 시냅스를 만든다. 대뇌겉질 밑에 존재하는 '해마'는 학습과 기억을 담당하는 중추적 기관으로 해마 역시 시냅스라는 통로를 통해 정보를 주고받는다. 학습과 경험, 외부 자극에 따라 얼마든지 새로운 신경망을 형성할 수 있다는 것이다.

물론 나이에 따른 차이는 있다. 태어난 직후 대뇌 피질의 모든 뉴런은 약 2,500개의 시냅스를 가지고 있다. 3세가 되면 이 숫자는 뉴런 당 15,000개의 시냅스로 성장한다. 이 시기가 인간 생애에 있어 가장 빠른 두뇌 성장의 시간인 것이다. 반면에 성인은 이 시냅스 수의 절반 정도를 가지고 있다.

새로운 경험을 얻으면 일부 연결은 강화되고 다른 연결은 제거된다. 자주 사용하는 뉴런은 더 강한 연결을 개발하고 잘 사용하지 않는 뉴런은 죽게 되는 것이다. 이렇게 두뇌는 새로운 연결을 개발하고 약한 연결을 제거함으로써 변화하는 환경에 적응한다.

택시 운전사를 생각해보자. 노련한 택시 운전사들은 내비게이션의 도움을 받지 않고도 도심의 복잡한 도로를 외워 가장 빠른 길로 손님을 안내한다. 이런 점에 착안해 영국의 신경과학자들이 택시 운전사의 두뇌를 연구한 결과, 길을 외우는 과정에서 그들의 뇌에 기억을 관장하는 해마가 커지는 것이 포착되었다. 인간의 두뇌는 타고난 것에 고착되지 않고 변화한다는 점이 입증된 것이다.

이처럼 뇌는 일생을 통해 끊임없이 변하며, 새로운 언어나 운동 기능의 습득이 왕성한 유년기에 그 활동성이 최대치를 보인다. 성년기나 노년기에 그 잠재성은 약간 감소하지만, 여전히 새로운 언어나 운동 기술을 어느 정도 수준까지 습득할 수 있는 뇌 가소성을 일생 동안 유지한다.

현재 뇌 가소성의 유형은 두 가지로 나뉜다. 하나는 기능 가소성으로 손상된 뇌의 부위에서 손상되지 않은 다른 부위로 기능을 이동시키는 형태다. 뇌졸중과 같은 문제가 발생하면 특정 기능과 관련된 뇌 영역이 손상되기 마련이다. 이 경우 뇌의 건강한 부분이 손상을 입은 부위의 기능을 대신 담당할 수 있고, 그 과정 속에 손상을 입은 뇌 부위가 회복되는 것도 가능하다. 심각한 괴사 증상이 생겨 좌뇌를 통째로 들어냈던 어린 소녀의 사례가 있었는데, 우뇌가 좌뇌의 기능을 모두 맡은 덕분에 정상인으로 생활할 수 있었다.

영국의 유명한 광고 감독이자 영화 제작자인 로제 소더랜드 Rosé Soderland가 34살에 갑자기 뇌졸중으로 쓰러진 후 회복 과정을 담은 다큐멘터리가 화제가 된 적이 있다. 뇌졸중으로 쓰러지면서 소더랜드는 언어 기능을 담당하는 뇌 부위에 손상을 입었다. 하지만 언어 기능을 관장하는 뇌 부위에 자극을 주는 치료와 언어 재활 훈련을 병행한 끝에 제2의 인생을 시작할 수 있게 되었다. 이는 뇌의 회복이 가능하다는 것을 보여준 대표적인 사례다.

뇌 가소성의 또 다른 유형은 학습의 결과로 뇌의 물리적 구조를 바꿀 수 있는 구조적 가소성이다. 구조적 가소성은 개인의 노력을 통해 두뇌의 잠재력을 상당 부분 높일 수 있음을 입증해준다. 학습은 신경 세포 연결 길이의 변화, 연결의 추가 또는 제거(가지치기), 그리고 새로운 신경 세포의 형성을 유발한다.

하지만 뇌 가소성이 인간의 무한한 변화를 약속하는 마법을 부리지는 못한다. 변화에도 제한이 있기 때문이다. 이를테면 뇌를 바꾸는 훈련으로 타고난 성격을 바꾸지는 못한다. 만약 두뇌가 사용할 때마다 한없이 자란다면 두개골이 그 부피를 감당하지 못할 것이다. 또 같은 학습을 하거나 같은 뇌손상을 입었다고 할지라도 뇌 가소성의 발현은 개인마다 차이가 있다. 예를 들어 해마를 크게 만들 수 있는 유전자를 가지고 태어난 사람들은 학습을 할 때 남보다 해마 발달이 유리할 수 있다.

결국 유전자와 환경, 가지고 태어나는 것과 뇌 가소성은 얽혀 있다고 할 수 있다. 그렇기에 뇌 가소성을 보다 정확히 정의하면 뇌가 경험한 것에 대한 반응을 통해 자기 스스로를 '한계 내에서' 재설계할 수 있는 능력이라고 할 수 있다. 뇌 가소성이 떨어지면 새로운 정보나 경험을 저장하지 못할 수 있고, 나아가서 저장된 정보를 꺼내는 데에도 어려움을 겪게 된다.

세계 각국에서는 뇌 가소성을 뇌 질환 치료에 적용하기 위한 다양한 연구가 진행 중이다. 그중 하나가 '경두개 자기 자극 치료 Transcranial Magnetic Stimulation'다. 뇌에 강력한 자기 자극을 주어 뇌세포를 활성화시키고, 뇌세포 간의 연결망을 강화시키는 치료법이다. 뇌 스스로가 회복하려는 힘을 외부 자극을 통해 더욱 끌어올리는 것이다.

경두개 자기 자극으로 뇌를 자극하면 뇌세포의 활동량이 많아진다. 이런 치료법은 사람들이 무언가를 배울 때 학습 능력을 높이는 효과를 줄 수 있다. 새로운 것을 배울 때 우리의 뇌는 뇌 가소성에 의해서 뇌세포들이 서로 대화하며 새로운 경로를 만든다. 뇌세포를 자극하면 뇌세포 간에 신호량을 증가시켜 새로운 길이 더 빨리 만들어지고, 학습 능력이 향상된다.

"뇌가 평생에 걸쳐 변화할 수 있다는 사실은 우리에게 중요한 자산입니다. 우리에게 주어진 큰 축복이기도 합니다. 우리는 분명 뇌를 지금보다 더 잘 쓸 수 있습니다. 우리 뇌는 지금보다 더 강해지고 나아질 수 있는 능력을 가지고 있습니다. 우리 스스로가 뇌의 가능성을 최대한 활용할 수 있다면 말입니다."
- 뇌 전문가 메제니치(Mezenichi) 교수

국내 신경과학 전문가이자 뇌과학 분야의 세계적 석학인 서울대학교 생명과학부 강봉균 교수는 해마 주변 시냅스의 물리적 변화를 시각적으로 보여줌으로써 뇌 가소성을 입증했다. 실험용 쥐를 세 그룹으로 나눠 전기 충격의 강도를 달리해 공포 자극을 줬더니 실험 결과, 자극이 없거나 자극을 약하게 받은 쥐보다 강한 자극을 받은 쥐의 해마쪽 시냅스가 훨씬 더 활발하게 생성되는 걸 발견한 것이다.

"뇌를 건강하게 하기 위해서는 많은 학습과 경험, 새로운 것을 배우려는 노력들이 필요합니다. 그런 노력이 뇌의 다양한 부위가 강화될 수 있도록 해주고요. 다양한 사회 활동과 인간관계 역시 뇌의 발전에 도움을 줍니다. 이런 과정을 통해서 뇌 가소성이 증대되고 치매를 예방하는 데에 큰 역할을 할 거라고 생각합니다."
- 서울대학교 생명과학부 강봉균 교수

이러한 뇌 가소성 이론은 치매 극복에 적용 가능하다. 앞선 내용에서 확인했듯이 뇌는 새로운 정보와 자극을 주지 않을 때 퇴화하게 된다. 하지만 잠들어버린 뇌라도 새로운 자극을 받으면 신경망을 활성화시키고 살아난다.

치매 치료에서 시도되는 인지 훈련은 인간이 일정한 연습을 통해 뇌의 기능을 강화하거나 바꿀 수 있다는 뇌 가소성의 전제 아래 진행된다. 이는 치매는 물론 인간의 잠재력과 회복 능력 자체에 보다 긍정적인 메시지를 전해준다. 그것이 무한하지는 않더라도 유전적으로 물려받은 것들로부터, 혹은 어떤 이유로 회복이 필요한 상황에서 이를 발전시키거나 스스로 극복할 수 있는 힘이 뇌 속에 존재한다는 뜻이기 때문이다.

**DEMENTIA
SHOCK
DEMENTIA
REVOLUTION**

CHAPTER 4

전 세계는 지금 치매와 전쟁 중

WHO 치매 예방 가이드라인

치매가 개인에게 생겼다고 해서 개인이나 가족에게만 치매 환자의 돌봄을 온전히 맡길 수 없다. 치매는 환자 본인의 인간 존엄성이 무너지면서 환자는 물론 온 가족, 더 나아가 사회가 함께 고통받는 질병이기에 사회와 국가가 나서 입체적인 서비스를 제공하고 있다.

전 세계적으로 치매 인구 수가 급증하면서 이를 둘러싼 국가와 사회가 치매로 인해 큰 부담을 느끼고 있다. 2015년 치매와 관련한 비용이 연간 약 8,180억 달러였던 것이 2030년에는 2조 달러가 될 예정이다. 늘어나는 치매 환자의 수를 고려해 볼 때 치매 환자와 그 가족을 지원하는 비용은 앞으로도 늘어날 예정이다. 따라서 치매 돌봄 비용에 대한 근본적인 해결책을 찾지 못한다면 많은 사회적, 경제적 문제들이 국가에 타격을 입힐 수밖에 없다. 치매에 대한 사회적 비용을 줄이면서 효과적으로 관리할 수 있는 방안을 연구하고 제도를 정비하는 것이 시급한 시점이다.

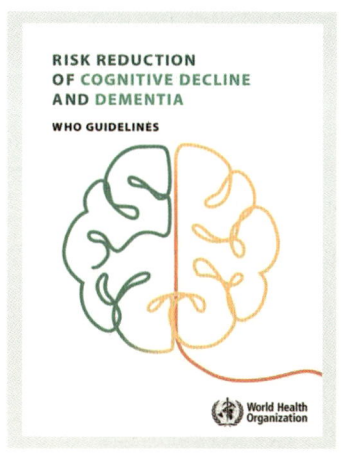

WHO에서 최초로 발표한 치매와 인지 저하 위험성을 줄이기 위한 가이드라인(2019. 5. 31)

2017년 세계보건기구 WHO는 전체 회원국들에게 국가 치매 관리 계획을 마련하고 추진하도록 권고하면서 치매의 심각성을 알린 바 있다. WHO는 '글로벌 치매 관측소 Global Dimentia Observatory'를 설립해 전 세계 80개국의 치매 관련 연구 결과와 자료 등을 분석하는 활동을 하고 있다.

또 치매 환자 보호자들을 위해 환자의 전반적인 관리, 행동 변화, 자신의 건강을 돌보는 방법에 대한 조언을 제공하는 온라인 훈련 프로그램 '아이서포트 iSupport'를 제공하면서 치매 환자의 효율적인 관리와 확산 억제에 공헌하고 있다. 그로 인해 치매 연구가 국가의 책임 범위 안에 있다는 범세계적인 공감대가 이루어졌으며 각

나라의 실정에 맞춰 추진되고 있다. 이 흐름 속에서 WHO는 2019년 5월에 최초의 치매 예방 가이드라인을 만들어 발표했다.

이 가이드라인에서 안내하는 치매 현황은 '치매 전염병'이라는 말이 낯설지 않은 수준이다. 세계적으로 이미 5천만 명의 사람들이 치매를 앓고 있는데 이 숫자는 2050년까지 3배 증가할 것으로 예측된다. WHO는 치매 환자가 3초마다 1명, 해마다 990만 명씩 증가하고 있다고 분석하면서 60세 이상 인구 중 5~8%가 치매를 앓고 있으며, **세계 사망 원인 5위가 치매**라는 결과도 전했다.

앞서 이야기 했듯 현재는 치매를 치료할 방법이 없으므로 위험 인자 관리에 초점을 맞추는 것이 최선이다. 뇌가 손상을 입는다면 이미 손상된 부분을 고치는 것보다 예방하는 것이 더 쉽다. 또한 노화에 따라 신체가 변화하는 것은 바꿀 수 없지만, 그 밖의 요인들은 개인과 사회의 노력에 따라 개선할 여지가 충분하다는 게 WHO의 입장이다. 5년 정도 발병 시기를 늦춘다면 치매 인구가 50% 감소하는 것을 의미하므로, 발병을 몇 년 늦추기만 하더라도 상당한 성과가 있는 셈이다.

WHO는 치매 예방 가이드라인으로 운동, 금연, 영양 관리, 알코올 남용 금지, 인지 훈련, 사회 활동, 체중 관리, 고혈압 관리, 당뇨 관리, 이상지질혈증 관리, 우울증 관리, 청력 관리를 제시했다. 종합해보면 규칙적 운동, 건강한 식사, 올바른 생활 습관, 그리고 마음

건강 관리다. 누구나 알고 있는 건강의 원론이 치매 예방에도 그대로 적용되는 셈이다.

WHO의 가이드라인을 좀 더 자세히 소개한다.

WHO 치매 예방 가이드라인 2019

World Health Organization

- 신체 활동
- 금연
- 영양 관리
- 알코올 남용금지
- 인지 훈련
- 사회 활동
- 체중 관리
- 고혈압 관리
- 당뇨 관리
- 이상지질혈증 관리
- 우울증 관리
- 청력 관리

WHO에서 예방법으로 꼽은 첫 번째는 운동이다. 일과 중 시간을 정해놓고 규칙적으로 하되 수년 이상 지속적으로 꾸준히 해야 한다. 가이드라인에서는 운동을 꾸준히 하면 기억력 등 인지 능력이 저하될 위험이 낮아진다고 근거를 들었다.

두 번째는 건강한 식사다. WHO 정신보건국 치매 담당관 소속 네이샤 찰드리는 WHO의 식단 가이드라인의 핵심으로 육류의 비중이 적고 채소와 요구르트, 올리브가 많은 식단인 지중해식 식단 활용을 추천한다. 또한 치매를 예방하기 위해 비타민 등 영양제를 챙겨 먹는 사람이 많으나 WHO는 비타민B와 비타민E, 고도불포화지방산 등은 치매를 예방하는 데 별 도움이 되지 않는다고 조언하기도 했다.

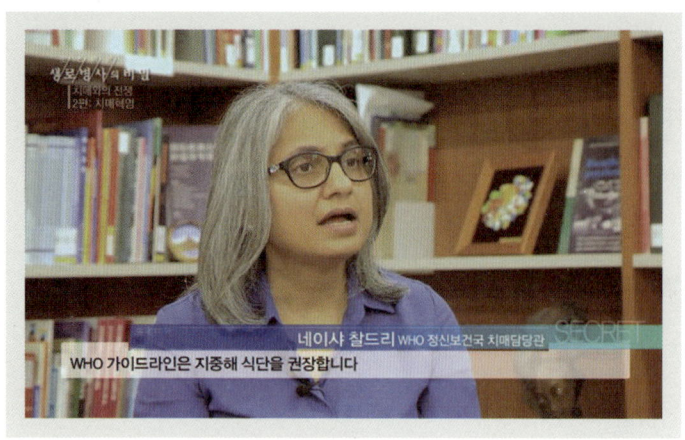

　세 번째 방법은 심장을 건강하게 하는 생활 습관이다. 특히 과도한 음주와 흡연이 인지 능력을 저하시키기 때문에 술과 담배를 멀리해야 한다는 내용이 덧붙여져 있다.

　네 번째 방법은 건강 관리다. 치매 발생 위험을 증가시키는 비만과 당뇨 등 대사 증후군이나 고혈압, 이상지질혈증 등 질환이 생기지 않도록 검진과 적절한 치료를 통해 건강을 관리하는 것이다. 또한 WHO는 혈압과 혈중 콜레스테롤, 체중을 정상 수치로 유지할 것을 권한다.

　WHO는 신체 건강뿐만 아니라 정신건강도 치매를 발생시킬 수 있음을 알리고 있다. 특히 고령자가 겪고 있는 우울증은 치매를 유발할 위험이 높기 때문에, 원활한 대인관계를 통해 우울증을 예방하는 일이 중요하다고 밝혔다.

현존하는 세계 최초,
최고의 치매 예방 프로그램,
핀란드의 핑거 프로그램

핀란드 역시 치매로부터 자유롭지 못한 국가다. 치매는 핀란드 노인들에게도 흔한 질병이며, 다른 나라와 마찬가지로 노년층으로 갈수록 치매 환자 수가 많아지고 있다. 경증과 중증 치매를 합친 환자의 수는 20만 명으로 추산되는데, 인구 구조가 점점 더 노령화가 되고 있어 2050년까지 치매 환자가 적어도 현재보다 4배 증가할 것이라는 전망이다. 이러한 현실을 극복하는 방안으로 '핑거 프로그램'이 등장했다.

핀란드에서는 '개인 스스로 결정하는 권한'이 모든 사안에서 주요하게 다뤄진다. 치매도 예외는 아니어서 핑거 프로그램은 치매가 아주 심해지기 전까지 건강에 대한 지원과 예방을 통해 누구나 자신을 스스로 돌볼 수 있는 기간을 가능한 한 오래도록 유지하고자 하는 목적을 가진 프로그램이다.

핑거 프로그램Finger Program은 한 손에 손가락이 다섯 개 있는

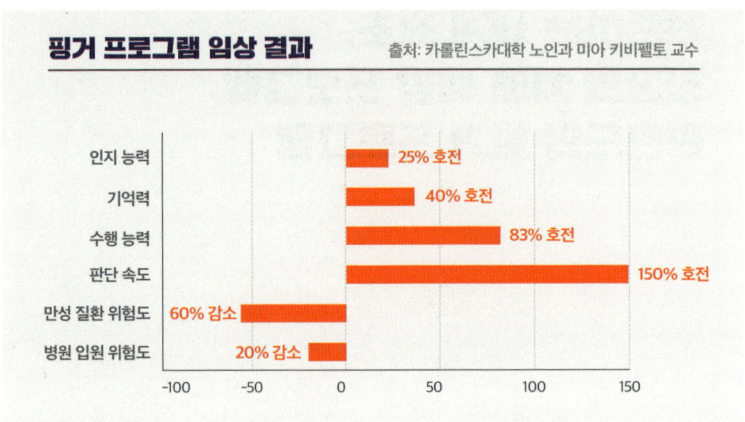

것처럼 다섯 가지 다른 치매의 위험 요인들을 동시에 다루는 것을 말한다. 신체 활동, 인지 훈련, 사회 활동, 균형 잡힌 식습관, 모든 혈관 질환과 관련된 위험 요인 모두를 함께 고민하는 방식이다. 핑거 프로그램은 치매 관련해 새로운 패러다임을 제시하면서 전 세계적인 관심을 받고 있다.

이 프로그램은 핀란드와 스웨덴 양국 정부가 약 1조 원을 투자해 개발했다. 핑거 프로그램의 기획에는 30년에 걸쳐 수집된 치매를 유발하는 위험 요인에 관한 연구들이 씨앗이 되었다. 고혈압, 비만, 건강하지 못한 식습관 등이 치매 위험을 증가시키고, 이러한 위험 요소들을 바꾸려는 노력이 인지력에 영향을 미친다는 전제가 핑거 프로그램의 배경이다.

프로그램의 목표는 치매를 예방하고 개인의 치매 발생을 되도록 지연시키는 것이다. 완벽한 치료제가 없는 상태를 인정하고, 대안이 될 수 있는 방안을 개발해 치매를 막아보자는 취지다. 치매에 걸린 사람에게는 좋은 치료를 제공하면서 삶의 질을 높이고 치매에 걸리지 않은 사람에게는 치매 예방을 통해 국가적으로는 치매 치료에 드는 비용을 줄이는 효과를 꾀한다. 핑거 프로그램은 뇌 건강을 지키면서 치매를 조기 진단, 치료하고 관련 연구와 교육을 실시하는 게 주요 내용이다. 이러한 종합적 관리를 위해 혈압 조절, 당뇨, 콜레스테롤 등 여러 학문 분야의 팀이 꾸려졌고 의사, 간호사, 물리치료사, 영양사, 심리 전문가가 합류해 프로그램을 구성하고 2012년부터 2014년까지 2년간 치매의 위험성이 높은 핀란드 내 60~77세

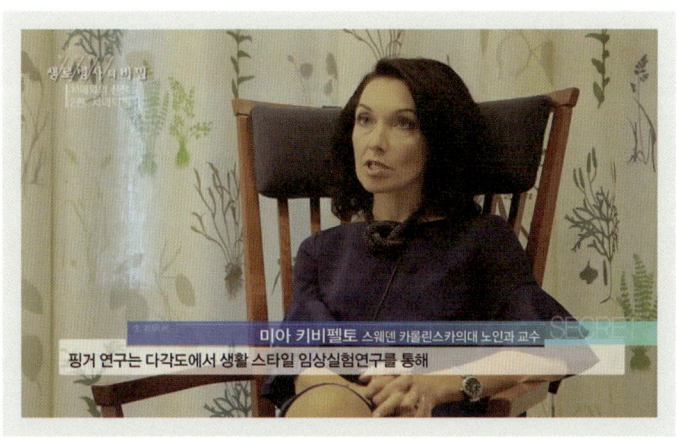

노인 1,260명을 대상으로 테스트를 했다.

핑거 프로그램이 전 세계적으로 주목을 받은 이유는 여러 다른 치매의 위험 요인을 동시에 다루었다는 것이다. 마치 다섯 개의 손가락을 꼽듯이 신체 활동, 인지 훈련, 사회 활동, 건강하게 조화를 이루는 식사, 혈관 질환, 총 다섯 가지 요인을 체크하고 이를 개선시킬 수 있는 방안을 제시했다.

결과는 성공적이었다. 2년간 핑거 프로그램이 지목한 위험 요인을 관리한 개입집단과 일반적인 건강 조언만이 이루어진 대조집단의 차이를 비교해보니 개입진단이 대조집단보다 신경심리검사 총점수가 25% 상승했다. 실행 기능은 83%, 처리 속도는 150% 향상되었다. 만성질환 위험도와 병원 입원 위험도도 크게 감소해 약물 없이도 치매 예방이 가능하다는 것이 증명되었다.

핑거 프로그램은 세계 최초로 치매의 위험 인자를 동시에 다룰 뿐 아니라 생활방식을 바꾸면 치매에 도움이 될 수 있다는 것을 과학적으로 보여준 사례다. 이 메시지만으로도 핑거 프로그램의 가치는 충분하다. 특별한 치료를 하는 게 아니라 생활 속에서 필요한 훈련을 하고, 오랫동안 그 태도를 유지할 수 있다면 치매를 피할 수 있음을 보여주고 있다.

핑거 프로그램에 참여한 스웨덴 카롤린스카대학Karolinska Institute 노인과 미아 키비펠토Mia Kibifelto 교수는 핑거 프로그램은 다각도의 생활 방식 변화를 통해 기억력 문제를 개선할 수 있다는 것을 세계 최초로 증명한 연구라고 밝혔다.

또한 핑거 프로그램은 치매에 대한 관점의 변화를 시도했다는 점에서도 의미가 있다. 치매가 병으로 언급되는 빈도를 가능한 줄이자는 것이다. 핀란드는 실제로 '알츠하이머'라는 병명을 붙이기보다 '기억에 문제가 있다'라는 식의 우회적 표현으로 치매를 지칭한다. 사회는 어떤 계층이라도 소외시키지 않고 포용해야 하며, 치매에 걸리거나 다른 지적 문제가 있는 사람들도 차별받지 않는 사회를 구축하고자 하는 핀란드의 정신을 이곳에서도 찾아볼 수 있다.

또한 핑거 프로그램은 국가·사회적 차원에서 치매를 보다 진지하게 다뤄야 할 필요성을 우리에게 시사한다.

"인식 변화가 중요합니다. 사회가 합쳐져서 국민이 되는 것이고, 국가의 정책 결정의 근본은 그 국가의 국민이 어떤 태도를 견지하고 있느냐에 달려있기 때문입니다. 사람들의 태도가 변해야 정책도 결국 변할 수 있는 것입니다. 보통의 태도 변화는 시간이 오래 걸리기 때문에 지속적으로 인지를 시도하는 노력이 있어야 하는 것이고요. 그리고 국가나 사회가 무언가를 결정해 상명 하달식으로 국민에게 전달하는 것은 효과가 떨어집니다. 핀란드는 핑거 프로그램을 실행할 때 초기 준비 단계부터 모든 계층이 참여했습니다. 관련 회사들, 치매 환자, 가족 등 연관된 모든 이가 참여할 때 허울만 좋은 허수아비 같은 프로그램으로 남겨지지 않을 수 있어요."

– 핀란드 보건사회부 고문 사투 카르파넨(Satu Kaleupanen)

　핑거 프로그램은 치매 예방을 위한 하나의 모델로 정착해 현재는 전 세계에서 활용 중이다. '월드 와이드 핑거The World Wide FINGERS'라는 이름으로 2017년에 시작된 국제적 교류의 성과로 현재 25개국에서 비슷한 방식의 연구를 진행하고 있다. 한국 역시 '슈퍼브레인'이라는 이름으로 한국형 핑거 프로그램을 활용한 치매 예방 프로젝트가 진행 중이다. 슈퍼브레인과 관련한 내용은 뒷장에서 자세히 살펴 보겠다.

핀란드의 메모 요가와
메모 댄스

핀란드에서는 치매 예방을 위해 여러 가지 프로그램이 열리고 있다. 그중 하나가 '메모 요가Memo Yoga'와 '메모 댄스Memo Dance'*다.

메모 요가는 일반적인 요가와 조금 다르다. '메모 매트Memo Mat'라는 도구를 통해 두뇌 자극 훈련을 하면서 신체 단련, 호흡, 휴식으로 이어지는 기본 요가 훈련을 함께 한다.

메모 요가의 창시자인 안티 시피넨Antti Sipinen은 27년간 요가강사로 활동하면서 일본의 치매 전문가인 시마다 히로유키島田裕之 박사의 '듀얼태스킹Dual-Tasking 운동'을 소개한 다큐멘터리를 보고 메모 요가를 착안했다고 한다. 그는 단색의 요가 매트를 여러 칸으로 나눠 그 속에 차례로 1부터 숫자를 적고 숫자 옆에는 각기 색으로 알파벳을 적었다. 메모 요가는 메모 매트에서 위, 아래로 움직이면서 숫자, 알파벳, 색깔을 이용해 여러 과제를 수행한다. 이 과제에 익

* 메모 요가와 메모 댄스에서 메모(Memo-)는 '기억력'을 뜻하는 Memory에서 따온 것이다.

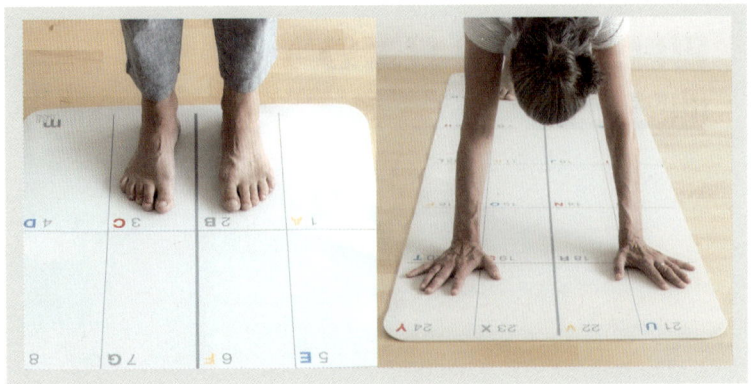

숫자와 알파벳이 각기 다른 색깔로 쓰인 메모 매트(사진 제공: muistijeoga.fi)

숙해지면 숫자의 순서를 임의대로 바꿔 움직이거나, 숫자와 글자를 교차하면서 움직인다. 여기에 숫자를 이용해 더하기, 빼기 등의 간단한 사칙 연산이나 색 등을 과제에 추가한다. 메모 매트를 이용해 150개의 다양한 운동 과제를 구성할 수 있다. 이처럼 움직임과 두뇌를 동시에 사용하는 것이 메모 요가의 핵심이다.

   핀란드에서 메모 요가는 치매에 대한 걱정을 갖기 시작하는 50대 이상은 물론 집중력 저하와 스트레스로 고민하는 30~40대에게도 인기를 얻고 있다.

   핀란드에는 메모 요가만이 아니라 메모 댄스도 있다. 핀란드 헬싱키Helsinki에 위치한 중증 치매 환자 전문 요양원에서는 댄스 전문 강사를 불러 메모 댄스(기억 댄스) 프로그램을 연다. 이 프로그램은 치매 환자들에게 익숙한 음악을 들려줘 감정과 기억력을 되살리고 서로 소통할 수 있게 돕는 데에 목적이 있다.

"메모 댄스는 즉흥적으로 추는 춤이라서 예측을 하기 어려워요. 모든 것을 아우르는 춤입니다. 나이가 들면 사라지는 민첩함을 기를 수 있고요. 다른 춤을 출 때와는 다르게 이 춤은 서로 부딪히고 만나고 서로 안게 되니 사교성도 키울 수 있지요. 저는 지난 10년 동안 이 춤을 췄는데 덕분에 그동안 조금도 늙지 않았다고 느껴집니다. 이 춤을 배우기 전

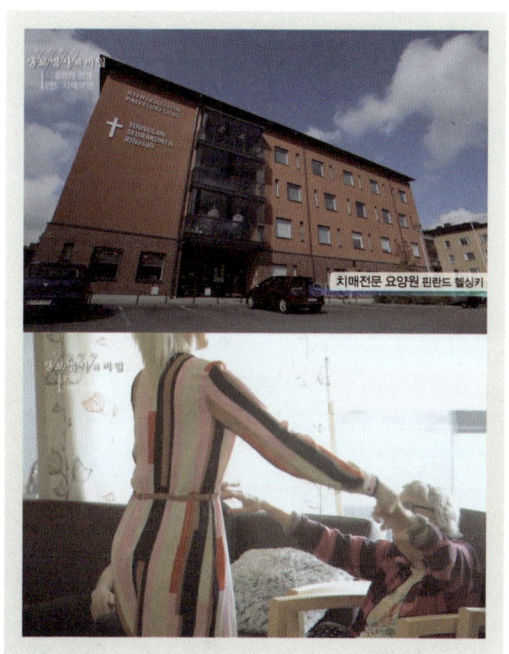

중증 치매 환자 전문 요양원에서 진행되는 메모 댄스 프로그램

에 저는 너무 나이를 먹어서 춤을 배우기 어렵다고 생각했어요. 하지만 지금은 생각이 달라요. 이런 제 모습을 보고 가족들도 좋아하고요."
- 메모 댄스 참가자 삐삐 네발라이넨(Pippi Nevalainen)

 메모 댄스의 구성은 몸과 마음이 긴밀하게 연결되어 있다는 원리를 근거로 한다. 슬프고 부정적인 생각을 하면 몸은 위축된다. 반대로 긍정적이고 기쁜 생각을 하면 몸도 활기를 얻는다. 마음이 두뇌와 직결되어 있다고 보면, 메모 댄스가 구사하는 활발한 춤이 두뇌에게 에너지를 불어넣는 셈이다.
 메모 댄스에서는 춤을 추는 중간에 갑자기 방향을 바꾸거나 암산을 하는 등 움직임과 긴장을 통해 두뇌를 자극한다. 이를 통해 사람들은 자신의 신체를 더 잘 통제할 수 있는 힘을 얻고, 위험한 상황

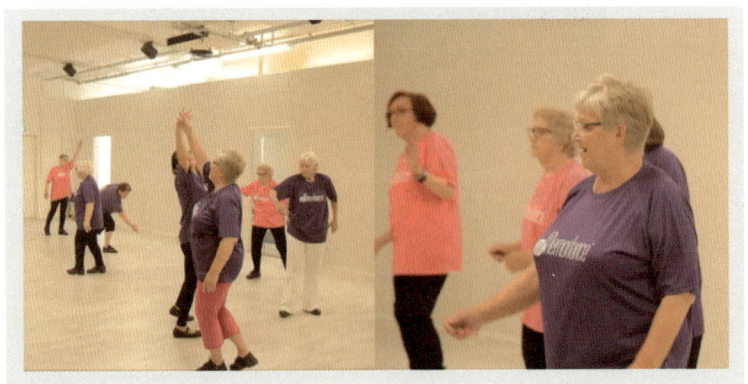

메모 댄스 참가자들의 모습

에 대처할 수 있는 능력이 늘어나며, 균형감각과 유연성이 향상된다. 특히 발목의 가동 범위가 떨어져 버스나 기차조차 타기 어려운 노인들에게 줌은 작지 않은 도움을 준다.

여기에 더해지는 게 익숙한 습관을 벗어난 양방향 자극이다. 오른손잡이라면 오른손만 주로 사용하는 식으로 우리는 무언가 행동을 할 때 한쪽만 사용하는 경향이 있다. 하지만 메모 댄스에서는 몸의 양쪽을 다 사용한다.

메모 댄스에서는 움직임 외에도 음악이 중요한 역할을 한다. 처음에는 음악을 들려주고 춤을 춰도 아무 움직임이 없던 환자들이 점차 노래를 따라부르거나 춤을 따라하는 등 반응을 보이기 시작한다. 프로그램이 끝나면 환자들은 평소보다 말이 많아지고 기분이 유쾌해지며 소통하려는 의지가 높아진다. 수업이 있는 날은 표정이 밝고 수면의 질도 높다.

"메모 댄스에서 음악은 중요한 역할을 합니다. 어르신들에게 감정을 불러일으킬 수 있는 향수가 어린 음악을 고릅니다. 낯선 음악으로는 감정을 불러일으키기가 쉽지 않습니다. 감정이 불러일으킬 때 단어도 떠오르는 법이거든요. 그리고 즐거움과 감정을 느낄 수 있게 되지요."
- 레일라 케톨라(Leila Ketola) 메모 댄스 창시자

이렇듯 춤과 함께 울려퍼지는 음악의 중요성과 효과를 증명한 연구가 있다.

최근 스위스 취리히대학교University of Zurich의 산드라 오피코퍼Sandra Oppeikofer 박사 연구팀은 치매 환자가 자신의 인생곡을 들으면 행복감이 높아져 우울한 감정이 가라앉고 이상 행동이 줄어들었다고 밝혔다. 연구진은 이 연구 결과를 '음악 거울, 사운드 트랙의 생명'이라는 72장의 보고서로 발표했는데 여기서 사용된 개념인 '음악 거울'은 영국의 음악 교육가인 히더 에드워드Heather Edward 박사가 만든 개념으로 '누구에게나 자신의 과거를 비춰주는 음악이 있다'는 의미이다. 이 음악 거울 개념은 치매 환자의 삶과 연관이 있는 음악을 일상 속에서 수시로 들려주며 환자가 어떻게 변화하는지 관찰한 프로젝트에 사용되었는데 연구진은 각자의 음악 거울을 만들기 위해 요양원에 있는 치매 환자들을 만나 인생에서 가장 기억나는 순간과 그때를 떠올리게 하는 음악을 조사했다. 이후 6주 동안 요양원에서 간호사나 간병인이 환자를 다루기 힘든 상황을 마주할 때마다 환자의 인생곡과 환자가 회고한 녹음을 틀었다. 실험 결과, 음악 거울은 치매 환자의 행복감을 크게 높인 것으로 나타났다. 일상생활 뿐 아니라 환자가 흥분했거나 공격적인 태도를 보일 때도 효과가 있었다고 연구진은 밝혔다. 환자가 특정 행동을 반복하는 것도 크게 줄었고 치매 환자와 이들을 보살피는 사람 모두에게 도움을 주었는데, 결과적으로 환자의 스트레스가 줄어든 것은 물론 돌보는 사람도 환자에게서 받는 스트레스가 크게 줄었고, 환자와의 유대감도 높아졌다.

이 연구가 시사하는 바는 인지 능력이 떨어지는 치매 환자라도 과거에 익숙했던 음악과 소리가 갖고 있는 기억과 그 시절의 감정은 여전히 남아있다는 점이다. 이렇듯 과거에 익숙했던 친숙한 음악이나 소리는 춤과 함께 잘 병행하면 걷기를 능가하는 운동 효과는 물론이고, 즐거움과 행복감을 불러 일으켜 면역 호르몬의 증가와 기억력 회복을 통해 자기 인식 능력을 향상시키고 정체성을 찾아가는 좋은 방법이 될 수 있다.

덴마크의
스벤보르 치매 마을

2016년, 덴마크의 작은 도시 스벤보르Svendborg에는 2016년에 치매 마을이 세워졌다. 이곳은 120여 명의 치매 환자가 집단으로 거주하는 마을 겸 요양원으로 간호사와 의료진, 자원봉사자들이 어울려 다양한 활동과 생활을 지원한다. 입주자들 삶의 질을 높이고 일상에 가능한 많은 활동을 배치해 환자들이 정상적인 삶을 살 수

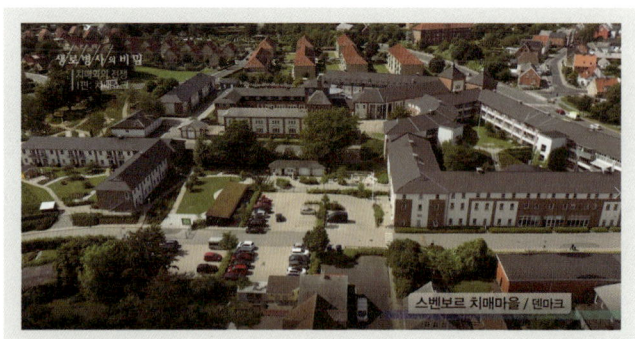

스벤보르 치매 마을 전경

있도록 돕는 일이 스벤보르 운영진의 주된 업무다.

"저는 이곳의 사람들이 서로를 치매 환자로 보지 않는다고 생각해요. 왜냐하면 그들은 함께 일할 수 있거든요. 책장 같은 걸 만들 수 있는 작은 상점들이 있고, 꽃 가게도 있고, 정원도 있어요. 토마토를 어떻게 심는지 기억하는 사람들은 토마토를 심고, 자전거 수리 방법을 기억하는 사람들은 자전거를 수리하고 있어요. 캠핑 가는 것을 좋아하는 사람들은 캠핑을 해요."

- 스벤보르 주민 다니엘 깁슨(Daniel Gibson)

스벤보르는 거주자들이 여러 가지 활동을 하며 여유로운 산책을 즐길 수 있을 정도로 충분히 넓고 안전하며, 환자와 거의 같은 숫자의 근무자가 있어 환자와 지원 인력 모두 여유로운 시간을 보낼 수 있다. 그 외에도 주간에는 3명의 간호사와 사회 건강보조사, 그리고 사회 건강보조원이 마을을 지원한다.

마을에는 레스토랑, 서재, 상점, 헬스장, 공방, 정원, 미용실 등이 갖춰져 있으며 언제든 함께 모여 노래할 수 있고 머리를 미용하거나 옷을 쇼핑할 수도 있다. 주택의 구성도 다채롭다. 단기간 거주할 수 있는 게스트 아파트부터 신체 장애 또는 정신 장애를 가진 사람을 위한 시설도 있다.

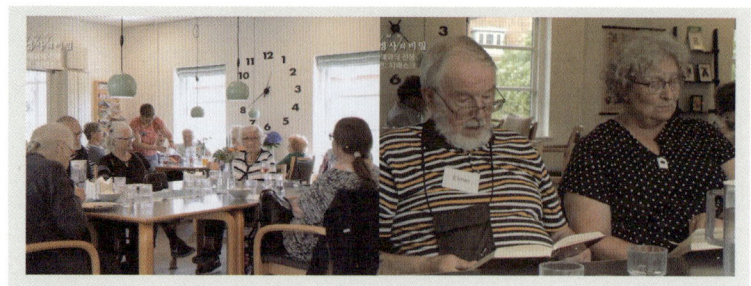

공동 생활공간

한 가지 재미있는 점은 숫자를 헤아리는 게 힘든 치매 환자의 특성을 고려해 물건을 살 때 돈 계산을 하지 않아도 된다는 것이다. 깜빡한 비용은 나중에 관리비에 청구된다. 이런 식으로 마을에 모든 것이 치매 환자에 맞춰져 구성되어 있다.

마을 사람들은 각자 거주하는 집을 가지고 있다. 은퇴하기 전에

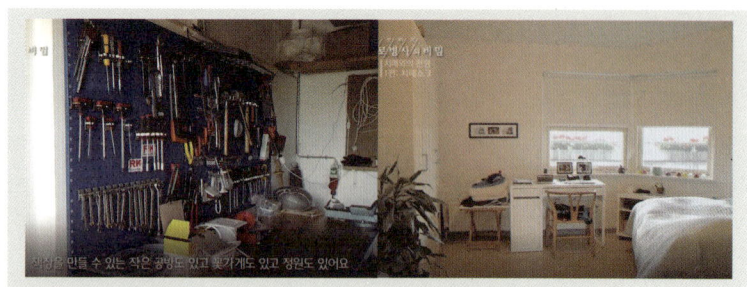

(좌)거주자들이 취미 생활을 즐길 수 있는 공간　　　　　(우)혼자만의 시간을 가질 수 있는 개인 공간

했던 일의 경험이나 취미를 살려 그림을 그리고 화초를 심고 가꾸며 자신의 지식을 활용해 남을 가르치는 등 이전과 똑같은 삶을 살아간다. 평범한 일상과 인간다운 삶이 치매로부터 우리를 구원한다는 것이 이들의 생각이다. 그래서 이들의 철학 역시 '병을 보지 말고 사람 전체를 보자'이다.

'죽을 때까지 인간답게'를 핵심가치로 삼는 스벤보르 마을이 우리에게 던지는 메시지는 무엇일까? 치매 문제를 해결하는 최선의 방식은 격리일까? 치매 환자가 길을 잃거나 상점에서 계산을 잘못하더라도 이를 배려하고 그로 인한 문제를 해결할 수 있는 체계를 만들어가는 등 치매를 누구나 겪을 수 있는 노화의 과정임을 받아들이는 관점의 전환이야말로 치매라는 거대한 질환 앞에 놓인 우리 사회의 과제일지 모른다.

일본의 다양한
케어 프로그램

일본은 600만 명의 치매 환자가 있는 '치매 대국'이다. 이미 초고령 사회로 접어든지 오래인 일본은 앞으로 후기 고령자라고 불리는 75살 이상의 고령자가 현저히 늘어날 예정으로, 치매에 나이가 가장 위험한 요인임을 감안할 때 2025년에는 치매 환자가 700만 명을 넘어설 것으로 예상된다.

치매에 걸리는 사람이 급증할 것이 분명한 상황이지만 치료제가 존재하지 않기에 일본의 국가적 과제는 치매 발병 시기를 최대한 늦추는 치매 발생지연이다. 이러한 노력이 결실을 본 몇 가지 사례를 소개한다.

야마구치 '꿈의 호수촌'

야마구치현山口県에는 '꿈의 호수촌'이라는 이름의 노인 주간 보호 시설이 있다. 꿈의 호수촌은 '작업치료형 데이케어센터'를 표방해 일본 내 우수한 노인 돌봄 시설로 평가받는 곳이다. 그 성과를 인정받아 일본에 10여 개의 지점을 운영하고 있다.

꿈의 호수촌이 낸 성과의 핵심은 최대한 노인들이 몸을 많이 쓰고 스스로 생각하게 하는 상황을 조성한 것이다.

이곳에서는 이용자가 아침부터 스스로 자신의 하루 스케줄을 짠다. 요리, 공예, 마사지, 치료 등 그날 마련되어 있는 여러 프로그램 중 자신이 원하는 것을 선택해 시간표를 구성한다. 이용자가 주체적으로 일정을 꾸리게 함으로써 두뇌를 쓰며 인지 기능의 퇴행 속도를 줄인다는 취지다. 경증 노인과 중증 노인의 공간은 분리해 경증 노인이 교실 수업에 참여하고 중증 노인은 별도의 공간에 머문다.

일반적인 노인 요양 시설과 달리 이곳은 노인의 일상을 직원이 일일이 돕지 않고 할 수 없는 일에만 최소한으로 개입한다. 문턱을 없애는 등 일반적인 요양 시설에서 기대되는 시설 편의도 마련하지 않는다. 오히려 여러 장애물을 두어 노인이 스스로 기운을 내어 이동하도록 유도한다. 식사를 마치면 설거지를 직접 하고 꿈의 호수촌에서 만든 가상화폐를 이용해 수업료를 내는 계산도 본인이 해야 한다.

꿈의 호수촌의 지향은 '뺄셈의 개호介護'라는 용어로 집약된다. 꿈의 호수촌 후지와라 시게루藤原茂 대표의 말을 빌리면 '몸과 머리는 쓰지 않으면 퇴화하므로 생활용품을 다 활용해 온몸을 쓰면서 자유롭게 이동하고, 밥을 먹고, 수업을 들을 수 있도록 시설을 설계했다'는 것이다.

후쿠오카 '요리아이'

후쿠오카현福岡県 한 주택가에 이층집으로 된 노인 요양 시설인 '요리아이よりあい'는 노인이 주체적으로 살아갈 수 있는 힘에 초점을 맞췄다.

이 시설은 요양 시설에 들어가고 싶지 않은 이들을 위한 곳으로 1991년 한 사회복지사가 사찰을 빌려 시작한 요양 서비스가 소문이 나면서 이용자가 늘어나 지금에 이르렀다. 갈 곳 없는 노인과 요양 시설 입소를 부정적으로 생각하는 이들에게 마치 이웃집과 같은 요리아이의 풍경은 큰 환영을 받았다.

요리아이에서는 바깥 경치를 감상할 수 있는 트인 구조 속에서 식판이 아니라 밥공기와 그릇에 식사를 제공하고 나무향이 맴도는 방을 제공한다. 세끼 모두 직접 요리한 음식을 내놓는다는 것은 요리아이의 중요한 원칙이다. 고립된 구조가 아니라 카페나 주방이 노인들이 머무는 공간에 자연스럽게 어우러지도록 설계해 이곳의 노인들은 늘 밥을 짓는 냄새와 사람들이 웃고 떠드는 소리 속에서 살아간다.

걷고 싶을 때까지 산책하고 카페를 만들어 동네 사람들과 함께 어울리며 꼭 필요하지 않다면 지루한 재활 치료 등은 하지 않는다. 삶의 기본을 그대로 유지하며 일상을 즐기는 것이다. 간단하지만 치매 환자에게 꼭 필요한 배려들이다.

오무타 시 '커뮤니티 케어'

후쿠오카현福岡県의 작은 도시 오무타 시大牟田市는 2025년이 면 40%에 달할 것으로 예상되는 주민 고령화 비율에 맞춰 '치매 안심 도시'로 도시 정체성을 바꾸었다. 정책 방향을 고령자와 치매 환자에 특화시켜 주민 만족도를 높였고, 주변 도시에서 찾아와 배워갈 정도로 성과를 냈다.

오무타 시의 정책은 '커뮤니티 케어Community Care'가 핵심이다. 지역의 누군가 치매에 걸렸을 때 격리시키는 게 아니라 살던 곳에서 계속 살면서 자기 존엄을 유지할 수 있도록 지역 사회가 돕는 방식이다.

우선 '치매 코디네이터'라는 제도를 도입했다. 의료나 돌봄시설 현장에서 치매 환자를 관리하는 전문 인력으로, 2년간의 치매 코디네이터 양성 교육을 받으면 자격증을 얻는다. 이들은 단순 치료만 하는 것이 아니라 건강 상담부터 주거지원 등 치매 환자와 관련된 전반을 관리한다.

보건소 내에 치매 코디네이터가 상주하는 상담실을 운영해 환자나 보호자를 돕고 치매 가족이 편안하게 차를 마시며 치매와 관련된 정보들을 얻을 수 있는 치매 카페도 운영한다. 또한 치매 환자 가족 모임도 정기적으로 개최해 치매에 대한 이야기들을 자연스럽게 나눌 수 있는 시간도 마련하고 있다. 대형 노인 보호 시설 외에도 접근성과

편의성을 높인 소규모 치매 서비스센터를 운영한 것도 눈길을 끈다.

오무타 시는 지역의 청소년들에게 치매를 올바르게 이해할 수 있도록 강의를 제공하여 치매 환자를 만났을 때 대처하는 요령을 익히는 모의훈련을 진행하는 등 지역 주민의 교육에 상당히 많은 관심을 기울인다.

오무타 시의 사례가 주는 교훈은 명백하다. 폭발적으로 늘어나는 치매 환자를 분리시켜 관리하는 것은 결국 지역 사회의 부담으로 돌아오며 환자 본인의 행복에도 별다른 도움을 주지 못한다. 치매에 대해 제대로 된 인식을 토대로 자연스러운 일상 안에서 치매 환자가 함께 살아갈 수 있는 환경을 만드는 것이 치매 관리에 있어 좋은 해결책이 될 수 있다.

치매 예방 프로그램 '코그니사이즈'

나이가 많은 사람들이 흔히 겪는 증상이 있다. 길을 걷다가 말을 건네면 젊은 사람들은 걸으면서 말을 해도 전혀 어려움이 없지만 고령자는 걷기를 멈춘다. 걷기와 말하기라는 운동과 인지의 조화가 어려운 것이다.

치매 예방에서 운동이 효과를 발휘하는 것은 여러 연구가 입증했지만, 운동만으로 치매의 핵심적인 문제인 기억력을 올리지 못한다는 한계가 있었다.

이런 맥락에서 일본에서 화제가 되고 있는 치매 예방 프로그램인 '코그니사이즈Cognicise'를 주목할 필요가 있다. 코그니사이즈는 '움직임'과 '즐거움' 두 가지를 집약시켜 기존의 운동 방식이 가진 한계를 뛰어넘었다는 평가를 받는다.

코그니사이즈 개발자들은 운동을 하면서 머리를 동시에 사용해 뇌를 활성화시키려고 했다. 인지Cognition와 운동Exercise이 합쳐진 코그니사이즈Cognicise라는 이름도 여기서 나왔다.

일본의 국립건강장수의료센터가 나고야名古屋 지역 노인 인구 4,600명을 대상으로 코그니사이즈를 적용해 4년 동안 관찰한 결과, 경도인지장애를 가진 노인의 절반이 정상으로 돌아오는 효과를 거뒀다.

코그니사이즈는 '코그니 스텝'과 같은 동작을 통해 이해가 가능하다. 예를 들어 양발을 교대로 뻗어 엉덩이와 허벅지 근육을 단련하는 스쿼트를 하면서 한 동작을 할 때마다 100에서 3을 뺀 숫자를 말하거나, 한 발씩 스텝에 올라섰다가 내려오는 동작을 하면서 하체 근육을 단련하고 동시에 끝말잇기를 하며 두뇌를 사용하는 식이다. 효과를 보기 위해서는 이를 하루에 30분(10분씩 3번도 가능), 일주일에 3일 이상은 해야 한다.

코그니사이즈의 흥미로운 점은 완벽하게 정해진 규칙을 수행하는 것을 권장하지 않는 것이다. 뇌가 미션에 적응해 생각하지 않고도

이 운동을 익숙하게 할 수 있게 되면 더 이상 뇌가 활성화되지 않기 때문이다. 한 미션에 완전히 적응하면 과제를 바꾼다. 그러다 보니 틀리는 사람이 나오고, 그것이 재미있어서 웃는 분위기가 즐거운 운동 환경을 만들어준다.

"저는 코그니사이즈보다 여기에 와서 모두와 함께 움직이고 웃고 떠드는 시간이 좋아요. 집에 있으면 그냥 앉아만 있을 뿐이니, 움직이지 않으니까요. 여기에 와서 머리도 쓰고 몸도 움직이다 보면 일단 치매 예방에 도움이 돼요. 그것이 중요하죠. 그냥 운동은 움직이기만 하고 머리로는 아무것도 생각하지 않는데요. 지금처럼 손뼉을 치거나 다리를 움직일 때도 숫자를 세야 하니까 몸도 움직이고 머리도 써야하니 도움이 돼요. 집에서는 뇌 트레이닝만 하고 잘 움직이지 않거든요."

- 코그니사이즈 참가자 타가미 토시코(田上敏子)

코그니사이즈의 또 다른 장점은 활동 자체가 갖고 있는 복합성이다. 보통 여러 사람이 모여서 함께 하는 코그니사이즈는 사고 활동, 신체 운동, 인지 훈련을 동시에 하게 된다.

이 세 가지 모두 치매 예방에 도움을 주면서 어느 하나가 더 특별히 중요하다고 할 것 없이 모두 고르게 뇌 건강에 좋은 영향을 주는 요인이다. 뇌는 신경망이 얽히고설킨 전자회로 구조인데, 운동으로 뇌 혈류가 늘어나 기억을 담당하는 해마가 달아오른 상태에서 집중적으로 머리를 쓰니, 인지 기능 개선이 상승효과를 얻은 것이다.

사람에 따라 세 가지 중 본인에게 더 잘 맞는 활동이 있을 수 있는데, 본인과 잘 맞는 활동에 초점을 맞춰 지루하지 않게 운동하면서 동시에 치매 예방에 도움을 주는 요인을 포괄적으로 경험할 수 있는 것도 코그니사이즈의 매력이다.

일본에는 코그니사이즈가 일상생활로 확대된 '코그니라이프'라는 캠페인도 있다. 이를테면 쇼핑하러 갈 때 아무 생각을 하지 않고 물건을 구입하기보다는 예산과 계획을 가지고 생각을 하면서 활동을 하는 식이다. 3만 원 내에 맞춰 쇼핑을 해야 한다면 암산을 해야 하고 물건 선택에 대한 구상을 끊임없이 해야 하므로 머리를 쓸 수밖에 없다. 이런 식으로 일상 속에서 끊임없이 머리를 쓰면서 생활을 하자는 것이 코그니라이프의 골자다.

코그니사이즈로 대변되는 인지 운동이 치매 발생을 늦추는 것은 분명하다. 다만 코그니사이즈 연구자들은 코그니사이즈가 치매의 만병통치약은 아니며, 유산소 운동, 근력 트레이닝 등 종합적인 운동 프로그램과 코그니사이즈를 병행할 때 보다 큰 효과를 볼 수 있다고 덧붙이고 있다.

한국의 '슈퍼브레인 프로젝트'
(한국형 핑거 프로그램)

　우리나라는 2008년부터 국민건강보험과 노인장기요양보험을 통해 치매 환자를 진단하고 치료하고 돌보는 한편, 중앙치매센터, 광역치매센터, 치매안심센터 등의 공공 보건서비스를 통해 국민건강보험이나 노인장기요양보험에서는 제공하지 못한 서비스를 마련해두고 있다.

　하지만 이것만으로 급증하는 치매 인구를 감당할 수는 없다. 정부의 지원 아래 과학적인 치매 예방 프로그램을 마련해 보다 근본적인 대안을 마련했다. 의학, 뇌과학, 심리학, 영양학, 운동 치료 등 분야별 최고의 전문가가 모여 만든 '슈퍼브레인 프로젝트'(이하 슈퍼브레인)가 그것이다. 슈퍼브레인은 2018년부터 3년 계획으로 보건복지부와 한국보건산업진흥원의 후원을 받아 진행된 프로젝트로, 기존 치매 예방 방식의 한계를 극복한 프로그램을 국가적인 차원에서 보급한 치매 예방 중재 프로그램이다.

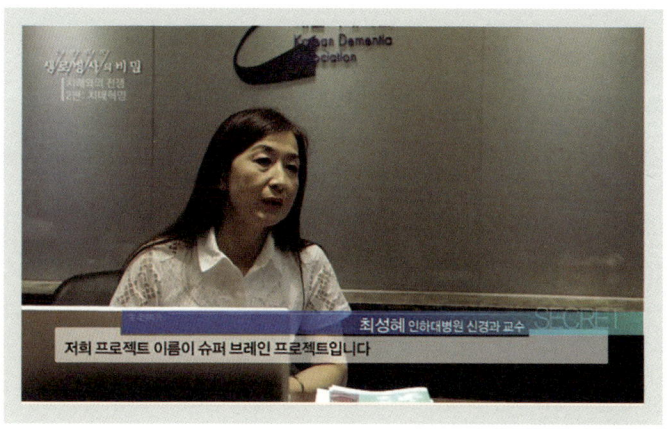

　이 프로젝트의 총책임자이기도 한 인하대병원 신경과 최성혜 교수는 한 가지 이상의 치매 위험 인자를 가지고 있는 어르신들의 치매 위험 인자들을 적극적으로 관리해 뇌신경을 보호하고 뇌신경 연결을 강화하는 생활 습관을 실천하는 것만으로도 치매 발병을 40% 줄일 수 있다고 한다.

　슈퍼브레인은 현재 치매 증상은 없지만 한 가지 이상의 치매 위험 인자를 가진 노인들을 대상으로 운동과 영양 관리, 인지 훈련, 혈관 질환 위험 관리, 동기 강화를 통해 치매를 예방하는 것을 목적으로 한다. 치매 예방에 중요한 다중 영역에 대한 중재가 모두 포함된 종합적인 치매 예방 프로그램인 셈이다.

　슈퍼브레인의 모태는 앞서 소개된 핀란드의 핑거 프로그램이다. 다만, 핑거 프로그램을 그대로 사용하지 않고 우리나라의 현실에 맞춰 한국형으로 바꿨다. 문화와 언어, 식습관, 교육 수준이 다르기 때문에 외국의 틀을 우리 현실에 맞추는 과정이 필수적이었다.

슈퍼브레인의 다섯 가지 프로그램인 인지 훈련, 운동과 영양 관리, 혈관 질환 위험 관리, 동기 강화는 해당 분야의 전문가들이 직접 참여해 개발했고, 각 분야별로 참가하는 이들의 수준에 따라 프로그램이 맞춤형으로 진행되도록 했다. 또한 기관에 나올 여건이 안 되는 사람은 집에서도 일정 부분을 수행할 수 있도록 기관형뿐 아니라 재가형 프로그램 또한 별도로 개발해 많은 사람들이 동시에 각각의 장소에서 참여할 수 있도록 했다. 슈퍼브레인에는 동기 강화 프로그램이 특별히 구성되어 있는데 이는 치매 예방 프로그램에 참여하는 이들이 자발적으로 치매 예방 프로그램을 유지하고 즐겁게 참여하도록 해 치매 예방 실천율을 높였다.

프로그램 개발을 마친 후 프로그램의 현실 적용 가능성과 인지 기능 개선 효과가 있는지 규명하는 임상 실험을 시작했다. 전국 60세 이상 79세 이하 노인으로 아직 치매는 없지만 치매 위험 인자를 가진 것으로 보이는 150명이 그 대상이다. 치매 위험 인자는 고혈압, 당뇨, 고지혈증과 같은 성인병을 가진 것 외에도 운동 부족이나 두뇌 활동, 사회 활동 감소 등이 포함되기 때문에 대부분의 노인이 가지고 있는 것이나 마찬가지다.

임상 실험 단계였지만 이 프로젝트에 참여한 사람들의 반응은 긍정적이었다. 참여자들의 흥미와 동기부여를 세심하게 배려한 부분들이 효과를 보았다. 참여자들이 적극적으로 참여하는 것은 물론 눈에 띄게 즐거워하는 모습을 나타냈다. 다른 사람들과 어울리면서 소외되지 않고 활력을 느끼게 해 육체와 정신에 큰 도움을 준다는 게 참여자들의 일관된 반응이다. 또한 기관형 중재군과 재가형 중재군 모두에서 중재에 참여하지 않은 대조군에 비해 유의하게 인지기능이 개선되고 우울감과 삶의 질도 호전되었다.

슈퍼브레인이 정착되어 각 기관에 보급된다면, 치매 유병률 감소뿐 아니라 치매에 들어가는 사회적 비용 감소에도 크게 기여할 예정이다.

다중 영역으로 구성된 통합 프로그램
슈퍼브레인

인지 훈련

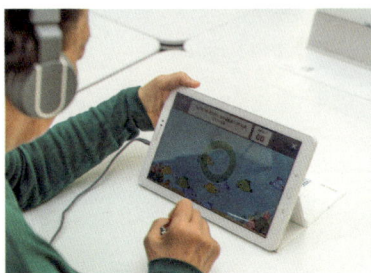
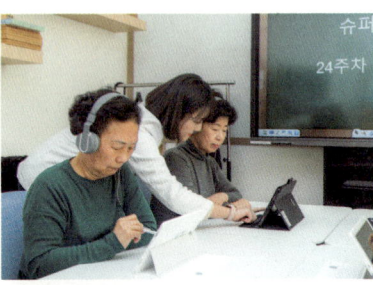
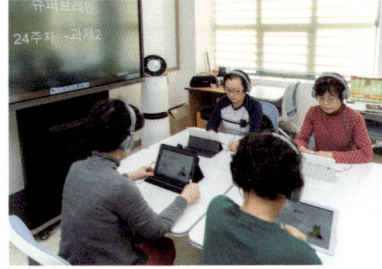
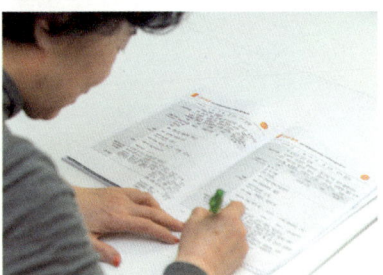

인지 훈련은 운동과 함께 신경 세포 강화에 가장 중요한 역할을 한다. 인지 훈련을 통해 신경 세포가 강해지면 나중에 뇌손상이 오더라도 신경 세포의 가소성을 통해 치매 예방이 가능하다. 기관형은 태블릿PC를 활용한 컴퓨터 게임과 같은 형태로, 재가형은 책자를 통해 언어적 기억력, 시각적 기억력, 전두엽 집행기능, 계산력, 주의력, 시공간력 등을 훈련한다. 매주 2회 약 40분 정도 진행하며 단계별로 난이도가 올라가는 형태다.

인지 훈련은 정상적인 상태나 경도인지장애 단계에서는 많이 할수록 도움이 되나, 이미 인지 기능 저하가 심각한 치매 환자들은 수행 자체가 어려워 스트레스를 가중시켜 부정적인 영향을 줄 수도 있다.

인지 훈련은 실제로 인지 기능을 향상시키기도 하지만 본인이 어느 정도로 인지 기능이 떨어졌는지 알 수 있게 도와준다는 사실만으로도 의미가 있다. 본인만이 아니라 보호자도 이를 확인할 수 있어 인지 저하에 대한 대처 방안을 생각할 수 있게 해주는 것이다.

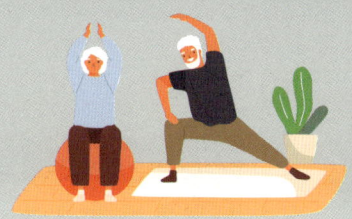

운동 관리

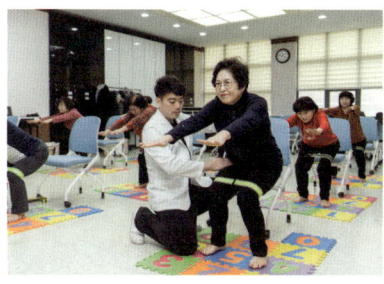
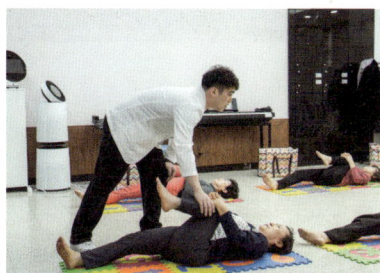
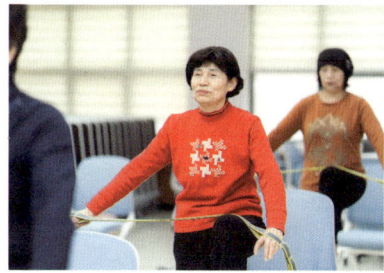
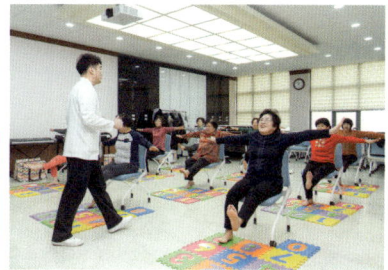

치매 예방과 관련한 이전의 많은 연구에서 가장 많은 증거를 가지고 있고, 가장 강력하게 권장되고 있는 것이 운동이다. 운동은 뇌세포 기능을 활성화시키고 세포와 세포 사이의 연결을 활발하게 한다. 운동으로 향상되는 심폐 기능은 뇌 혈류 기능에도 바람직한 영향을 준다. 결과적으로 기억력은 물론 일상생활에 많은 영향을 주는 전두엽 기능을 향상시키는 데에 큰 도움을 얻을 수 있다.

슈퍼브레인에서는 운동 프로그램을 유산소 운동, 근력 강화 운동, 유연성과 평형성 강화 운동으로 구성했다. 1회 1시간, 일주일 3회가 기본이다. 특별한 기계를 사용하지 않고 소도구나 매트, 밴드만 있으면 어디에서든 할 수 있도록 만들었다. 혼자서 하는 운동부터 5~10명의 그룹으로 꾸려지는 운동까지 다양하게 마련해 편의성과 사회성 향상을 모두 꾀했다.

운동은 어느 정도 강도와 난이도가 있는 방식이 효과적이다. 근육의 변화는 내 한계를 벗어나면서 생기는 것이기 때문에 새로운 동작이나 무거운 중량을 소화하면서 신체 기능을 높이려는 노력을 기울여야 궁극적으로 치매 예방이라는 목적에 도달할 수 있는 것이다. 다만 노인의 경우 부상을 항상 조심해야 하고, 개개인의 체력 수준에 맞는 방식을 택해야 한다.

영양 관리

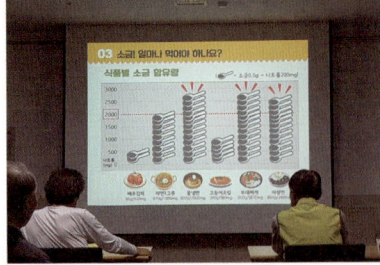
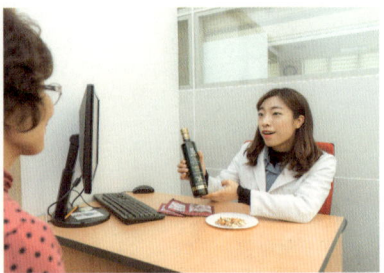

영양 관리는 참여자들의 몸 상태를 개별적으로 파악해 영양 상태가 부족한 부분을 채워 영양 결핍이 없는 상태로 만드는 것이 핵심이다. 국제적으로 검증된 치매에 좋은 식단을 기본으로 하되 한국인에게 어울리는 형태로 현지화하여 제안했다.

슈퍼브레인 영양 관리의 요점은 '야생견과류가 최고'로 정리할 수 있다. 야(채), 생(선), 견(과류), 과(일), 류(올리브유), 가(금류)'라는 외우기 쉬운 구호를 만들어 참여자들이 식단을 구성할 때 어렵지 않게 구성할 수 있도록 도왔다. 여기에 통곡물 섭취, 음주량 줄이기, 단당류, 튀김류, 치즈, 버터, 가공식품을 줄이기 등을 추가로 요청해 치매 발병률을 줄이는 식품을 집중적으로 섭취하도록 유도했다.

쉽게 구하기 어렵거나 비용이 비싼 견과류와 올리브유 한 달 분량을 제공했다. 식습관 개선은 주변의 도움이 필요하기에 보호자에 대한 교육도 병행했다.

혈관 관리

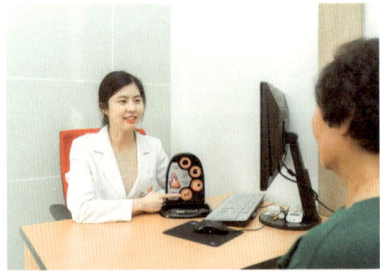
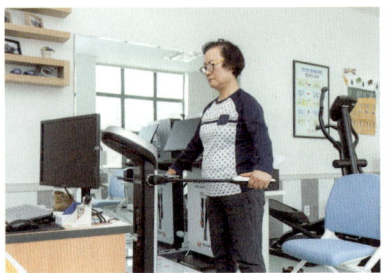

혈관 관리는 어떤 치매 위험 인자보다 치매 예방 측면에서 중요한데, 고혈압 하나만 있어도 치매 발병 위험이 1.6배, 당뇨가 있으면 또 1.5배 올라가기 때문이다. 만약 고혈압과 당뇨가 모두 있는 경우 치매 위험도는 고혈압, 당뇨가 없는 이들보다 2배 이상 올라간다. 그렇기에 혈관 위험 인자* 관리는 치매 예방을 위해서 중요하다.

* 혈관 위험 인자는 고혈압, 당뇨, 비만, 고지혈증, 음주, 흡연이다.

혈관 위험 인자 중재를 시작하기 전에 혈압뿐 아니라, 몸무게, 복부 둘레를 측정하고, 혈액 검사를 통해 당뇨나 고지혈증 등의 위험 인자를 파악했다. 이후 관리가 필요한 이들에게 약 복용을 안내하고, 목표 수치를 설정한다.

혈관 위험 인자 관리 목표
1) 혈압: 130 / 80mmHg
2) 체중: BMI 18.5~23
3) 복부 둘레: 남자 < 90cm
　　　　　 여자 < 85cm
4) 흡연: 0개비
5) 음주: 폭음 0회
6) 혈당: 식후 2시간 < 180mg/dl
7) 혈청 지질: 총 콜레스테롤 < 200mg/dl
　　　　　　LDL < 130mg/dl
　　　　　　HDL ≥ 60g/dl
　　　　　　중성지방(TG) < 150mg/dl

또한, 혈관 위험 인자를 관리하기 위해 생활 습관을 어떻게 바꿔야 되는지 책자를 통해 구체적으로 교육하고 매달 이런 혈관 위험 인자들을 모니터링한다. 이후 참가자들에게 측정한 수치들을 피드백해 주고 지속적인 관리를 할 수 있는 동기 부여를 제공한다. 따라서 혈관 위험 인자 관리는 참여자 본인에게서의 치매 위험도를 낮출 뿐 아니라 심내혈관 질환, 내혈관 질환 방지하는 효과도 가져올 것이다.

동기 강화

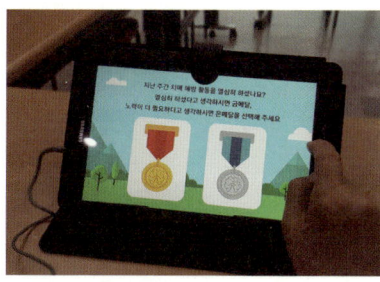 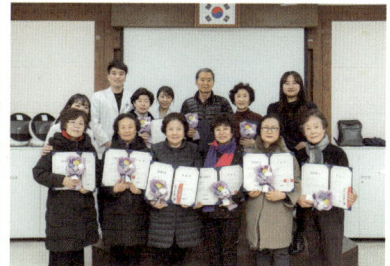

기존 외국 사례와 달리 프로그램에 보다 열의를 가지고 참여할 수 있도록 독려하는 동기 강화 과정을 추가한 것이 슈퍼브레인의 두드러진 차별점이다. 이 과정을 통해 슈퍼브레인의 중도 탈락률을 상당히 줄일 수 있었다.

동기 부여는 이런 부류의 건강 관리 프로젝트에서 가장 중요한 부분일 수 있다. 대부분의 사람들이 운동을 열심히 하고 영양가 있는 음식을 골고루 먹으면 좋다는 것을 알지만 실천을 하지 못해 건강에 문제를 겪는다. 마찬가지로 치매와 관련해 아무리 많은 지식이 전달되더라도 실제 실행으로 이어지지 않는다면 아무 소용이 없는 것이다.

동기 강화 프로그램은 크게 세 가지 영역으로 나눠진다. 첫 번째는 임상심리 전문가가 주도하는 상담이다. 두 번째는 가족이나 지인들이 찍어서 보내준 치매 예방을 격려하는 동영상 시청이다. 세 번째는 참여자의 참여율을 모니터링해 다른 사람들과 비교하게 하고, 자신이 어느 정도의 수준인지 스스로 파악하게 함으로써 선의의 경쟁을 할 수 있도록 유도했다.

**DEMENTIA
SHOCK
DEMENTIA
REVOLUTION**

CHAPTER
5

치매 혁명
죽을 때까지 치매에 걸리지 않는 5가지 비밀

예방의 시작은
생활 습관 혁명부터

앞서 살펴보았던 각국의 치매 프로그램들은 '예방'에 큰 초점이 맞춰져 있음을 알 수 있다. 치매에는 완치가 없기에 치매 위험 인자 관리에 초점을 맞춰 예방하는 것이 최선이기 때문이다. 현장에서 이야기하는 치매 예방의 골든 타임은 40대 후반에서 60대로 가벼운 건망증을 넘어 경도인지장애가 나타나기 시작할 때 쯤이다. 이때부터 자신의 일상을 관리하기 시작한다면 치매의 공포는 분명 덜어낼 수 있다.

치매의 원인은 크게 유전적 요인과 환경적 요인, 생활 습관 요인으로 나뉜다. 유전과 환경에 의한 것은 개인이 다루기 힘든 부분이기도 하고 마땅한 대안이 있지 않다. 그에 비하면 생활 습관은 스스로의 의지로 바꿀 수 있기에 생활 습관을 개선한다면 치매 위험에서 빗어날 수 있는 가능성도 상당히 높다. 생활 습관에 혁명이 필요한 이유다.

2020년 세계적인 의학 저널인 란셋 위원회Lancet Commissions에서는 치매를 예방하거나 지연시킬 수 있는 12가지 치매 위험 인

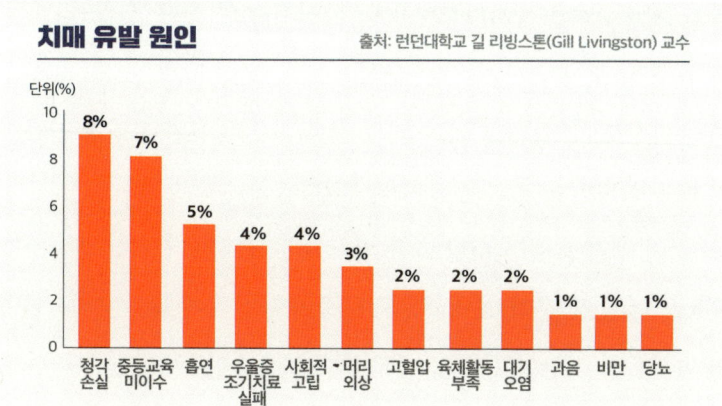

자를 통합적으로 관리하면 치매를 40%까지 예방하거나 지연시킬 수 있다고 발표했다. 위 그래프에 언급된 위험 인자 관리 중 절반 이상이 개개인의 생활 습관을 조금씩 바꿔 나간다면 충분히 관리가 가능한 것들이다.

최근 미국과 유럽 등 전 세계는 생활 습관 의학에 주목하고 있다. 생활 습관 의학이란 개념은 이전에도 있었지만 2007년 하버드 의과대학Harvard Medical School에 생활 습관 의학 연구소가 생기면서 본격화됐다. 이 연구소를 설립한 사람이자 자전거를 타면서 환자를 진료하는 것으로도 유명한 에드워드 필립스Edward Phillips 교수는 미국이 직면한 건강 문제들을 살피다 생활 습관 의학을 구상했다. 현재 미국을 포함한 전 세계 조기 사망, 만성 질환 건강 관리 비용의 근본 원인을 들여다보면 80% 이상이 생활 습관 문제였다. 따라서 음주 습관, 식습관, 얼마나 움직이는지, 얼마나 쉬는지 등 생활 습관을 바꾸고 개선하도록 돕는다면 많은 이들의 사망과 질병 건강 관리 비용을 줄일 수 있다는 결론을 내렸다.

이런 생각에 따라 생활 습관 의학 전문가들은 약 처방 대신 어떤 운동을 언제, 몇 분씩 해야 하는지 환자 개인 상태에 맞는 구체적인 생활 습관들을 처방한다. 생활 습관 의학은 일반인들이 스스로 필요와 효과에 의해 분명한 체감을 하게 되는 까닭에 큰 인기를 얻고 있다.

바른 생활 습관은 몸 건강뿐 아니라 뇌 인지예비능Cognitive Reserve*을 늘릴 수 있다고 한다. 뇌 인지예비능은 쉽게 말해 뇌 맷집, 즉 뇌 질환을 견디는 능력이라고 표현할 수 있는데 뇌 인지예비능을 늘린다면 병이 발병되더라도 진행 속도를 늦추고 장애 증상을 약하게 드러낼 수 있게 한다. 따라서 뇌에 손상을 줄 수 있는 여러 요인들 중, 소위 대사증후군에 관련된 요인들인 고혈압, 당뇨, 고지혈증, 비만, 흡연, 음주 등으로부터 뇌 자체를 보호할 수 있게 된다.

카이스트 공과대학 바이오 및 뇌공학과 정용 교수는 뇌 인지예비능을 늘리기 위해서 'PMS'에 주목할 필요가 있다고 말한다. PMS란 피지컬 액티비티Physical Activity, 멘탈 액티비티Mental Activity, 소셜 액티비티Social Activity를 합친 용어로 운동과 배움, 사람을 만나

* 인지적 비축분. 두뇌 손상이나 기능 저하로부터 기존 기억을 보존하려는 두뇌의 특성.

는 것을 의미한다. 이 세 가지가 뇌 건강에 있어 가장 궁극적인 방법이라는 것이다.

피지컬 액티비티를 통해 혈관이 확장되면 혈액과 영양분이 뇌로 원활하게 전달된다. 여기서 영양분은 뇌유래신경영양인자(BDNF, Brain-Derived Neurotro phic Factor)*를 말하는데 뇌의 보약이라고 할 수 있는 BDNF 분비가 늘어나면 신경 세포가 손상되더라도 보호할 수 있는 효과가 생긴다. 멘탈 액티비티는 뇌 가소성을 활용해 우리가 일상생활을 하는데 문제가 없을 수 있도록 새로운 시냅스를 연결하고 생성하는 활동이다. 마지막으로 소셜 액티비티는 사회적 동물인 인간이 소속감을 통해 감정적인 안정감을 얻을 수 있도록 해 뇌에 스트레스를 줄 수 있는 호르몬 대신 긍정적인 호르몬을 공급하게 된다.

젊고 건강하게 사는 사람들의 하루를 살펴보면 이들의 일상은 시계추처럼 규칙적으로 돌아간다. 해가 뜨는 시간에 일어나 조금이라도 더 많이 움직이고, 혼자 고독하게 있기보다는 밖으로 나가 좋은 사람들과 어울린다. 그리고 해가 지면 잠자리에 드는 규칙적인 생활을 한다. 이른바 생체 시계와 일치하는 삶이다.

우리 몸의 시상 하부에는 우리 몸의 생체 리듬을 총괄하는 생체 시계가 있다. 이 시계와 실제 생활의 부조화가 일어나면 우리 세포 내에서 에너

* 유전자에 의해 생성되는 뇌 안에 있는 단백질로 기억과 학습을 담당하는 뇌의 해마 신경 생성을 촉진하는 인자.

지 대사가 원활하게 이루어지지 않아 세포 분열의 문제가 생기면서 다양한 질병들이 생기기 쉽다. 그렇기에 치매 역시 생체 시계의 리듬을 찾아가는 것에서부터 시작해야 하는 것이다.

습관을 바꿔나가는 연습에 관해서는 미국에서 생활 습관 의학을 공부한 서울대병원 강남센터 알레르기 내과 전문의 김선신 교수의 사례가 참고할 만하다. 그는 만 47세의 나이로 보디빌딩 대회에 도전하며 화제가 된 인물이다. 그는 초등학교 때부터 비만 체형이었고 의사 생활을 하면서는 거의 운동을 하지 못했다. 많은 사람들과 마찬가지로 헬스장에 등록하고도 한 달에 사흘을 겨우 가는 사람이었다. 수영, 테니스, 폴댄스까지 다양한 운동에 도전했지만 대부분 1년을 넘기지 못했다.

운동을 싫어했던 그를 운동 마니아로 바꾼 건 건강 노트 쓰기였다. 김선신 교수는 아무리 남에게 좋은 방법이라도 나에게 맞지 않을 수 있기에 자신에게 맞는 작전을 짜서 매일 하루의 운동 목표와 성과를 적은 것이 주효했다고 이야기한다. 작은 습관이 변화의 출발이었던 셈이다.

그의 말대로 건강 노트에는 대단한 내용이 적혀있지 않다. 자신의 컨디션과 생활 습관을 적고, 고치고 싶은 것들도 적은 후 해결할 때마다 체크를 하는 식이다. 그렇게 하루하루의 약속을 지킨 것이 쌓여 지금에 이르렀다.

김선신 교수는 그 외에도 생활 속 자신만의 좋은 습관들을 여럿 가지고 있다. 17년째 하루도 거른 적이 없는 점심 도시락 준비도 그 중 하나다. 절반은 야채와 과일이고 나머지는 탄수화물과 단백질로 이루어진 식단이다. 1층부터 39층 진료실까지 걸어 다니면서 부족한 운동을 채우는 것도 그의 일과다. 39층을 올라가는 데 걸리는 시간은 11분 내지 12분 정도다.

김선신 교수가 습관에 대해 건네는 조언은 작게라도 당장 시작하라는 것이다. 지금 그가 매일 식단을 관리하고 운동을 할 수 있는 이유는 기나긴 시간 동안 조금씩 변화한 세월이 있었기 때문이다. 지금은 아주 미미한 차이지만 그것이 계속되면 큰 차이로 나타난다는 생각을 가지고 점진적으로 나아가는 것이 바로 습관을 바꾸는 비법이다.

일상 속 안 좋은 습관이 쌓이고 쌓여 치매로 연결될 수 있다는 사실은 우리가 어떻게 살아야 할 것인가에 대한 질문을 던지는 듯하다. 습관을 바꾸는 것은 어쩌면 가장 쉬우면서도 가장 어려운 일일지도 모른다. 하지만 여기에 스스로를 돌아보고 건강한 생활 습관들을 만들어가는 것만으로도 치매의 비극을 피할 수 있다면 주저할 이유가 없다. 치매를 치료하는 약이 없듯 예방할 수 있는 약도 없다. 건강한 습관만이 치매를 피할 수 있다. 건강한 습관의 기본인 식단과 운동 외에도 방송을 통해 밝혀진 치매를 예방할 수 있는 비법들을 꼽아봤다.

치매 없이 사는 비밀 1
: 식단

영양 섭취와 식습관 개선이 치매에 중요하다는 사실이 상식이 된 것은 사실 그렇게 오래되지 않았다. 세계적인 치매 권위자이자 프랑스 폴 사바티에대학교Paul Sabatier University 내과·노인학과 브뤼노 벨라스Bruno Vellas 교수의 활약이 아니었다면 지금도 우리는 치매 예방의 핵심을 놓치고 있을지도 모른다.

전前 세계노년학회 회장이자 폴 사바티에대학교 치매임상연구소장도 겸하고 있는 그는 지금껏 관련 논문 170여 편을 펴냈고, 유럽 치매 연구 컨소시엄 총책임자로서 치매 예방을 위해선 적절한 영양 섭취와 식습관 개선이 중요하다는 내용을 널리 퍼뜨린 주인공이다.

벨라스 교수가 가장 추천하는 치매 예방 음식은 오메가-3를 다량 함유한 등 푸른 생선이다. 그는 "등 푸른 생선과 함께 당근, 브로콜리, 오렌지, 사과 등도 꾸준히 먹으면 치매 예방에 도움이 되며, 기름진 음식과 과식은 피해야 한다."라고 말한 바 있다.

대표적인 등 푸른 생선으로 연어를 들 수 있다. 연어 약 80g엔 DHA*, EPA** 등 오메가-3 지방이 520~1,500mg가량 들어 있다. 연어뿐 아니라 고등어·정어리 등, 등 푸른 생선엔 오메가-3 지방이 풍부하다.

오메가-3는 왜 치매 예방에 중요한 것일까? 오메가-3은 두뇌 신경 세포인 뉴런 사이의 신호 전달을 맡고 있는 시냅스 막에 주로 존재한다. 두뇌 능력은 뇌신경 세포들 사이에 얼마나 많은 연결이 이루어지느냐에 따라 좌우된다. 그렇기 때문에 오메가-3가 부족하면 신호 전달이 잘 이뤄지지 않는다. 또, 신경 세포가 제대로 만들어지지 않아 인지 능력이 저하된다. 특히 60%가 지방으로 된 두뇌의 20%가 오메가-3 지방산의 한 종류인 DHA로 구성되어 있으니 오메가-3는 뇌 건강을 위해 꼭 섭취해야 할 영양소인 것이다.

오메가-3 외에도 벨라스 교수가 추천한 음식들이 골고루 구성된 지중해식 식단은 치매 예방 식단으로 잘 알려져 있다. 네덜란드 한 연구 팀에 의하면 채소, 과일, 유제품, 생선, 견과류, 올리브유 등 지중해식 식단을 꾸준히 실천한 노인군이 가공식품 위주로 식사하는 노인군보다 뇌의 부피가 평균적으로 컸다는 사실을 확인했다. 뇌 용적 축소는 치매 등 뇌의 인지 기능 약화와 직접적인 상관관계가 있기에 이러한 음식들

* DHA(Docosa Hexaenoic Acid): 불포화지방산의 일종으로 세포막의 유동성을 증가시켜 주는 물질이다.
** EPA(Eicosapentaenoic Acid): 음식물을 통해 섭취해야만 하는 불포화지방산으로 콜레스테롤저하, 뇌기능 촉진 등 각종 질병 예방 효과가 있다.

이 치매에 도움을 줄 것이라는 점은 쉽게 추론이 가능하다.

실제로 지중해식 식단은 전 세계에서 통용되고 있는 치매 예방 프로그램인 핑거 프로젝트에도 사용되고 있고, WHO에서 권고하는 치매 예방 식단이기도 하다.

건강한 지방이 든 올리브유, 엽산 등이 풍부한 채소, 가공 음식과 붉은색 고기가 아닌 해산물, 과일, 콩, 견과류, 전곡 등으로 구성된 지중해식 식단은 치매뿐 아니라 각종 성인병에도 도움이 되기에 치매를 예방하는 데에 더없이 좋은 식단인 셈이다.

따라서 식사를 할 때는 콩과 같은 전곡류를 섞어 먹고 브로콜리, 시금치, 부추와 같은 녹색 채소를 올리브유, 발사믹소스, 오리엔탈소스 등과 함께 꾸준히 섭취하는 것이 권장된다. 또한 지중해식 식단에 함께 언급되는 와인에는 포도의 폴리페놀이라는 항산화 물질이 들어있어 음식과 함께 와인을 곁들여 한 잔씩 마시는 것도 좋다.

지중해식 식단 외에도 콩와 해조류를 많이 먹는 일본식 장수 식단, 저지방 유제품과 견과류를 많이 먹는 대쉬DASH 식단*, 지중해식 식단과 대쉬 식단을 섞은 식단으로 채소의 섭취를 강조하는 마인드MIND 식단**도 치매 예

* 고혈압을 멈추기 위한 식단(Dietary Approaches to Stop Hypertension)의 앞 글자를 딴 식단으로 고혈압 예방 치료를 위해 미국 국립보건원(NIH)에서 만들었다. 과일, 채소, 통곡물, 저지방 유제품, 견과류 등을 섭취, 적색육과 나트륨 설탕이 든 음료를 적게 먹도록 권한다.

** 신경퇴행을 지연시키는 지중해식-DASH 중재 식단(Mediterranean-DASH Intervention for Neurodegenerative Delay)의 앞 글자를 딴 식단으로 미국 러시대학교에서 지중해식 식단과 고혈압을 낮추는 대쉬 식단을 연구해 인지 기능과 특별히 연관된 음식을 추려 퇴행성 신경질환을 예방하기 위해 만든 식단이다. 10가지 식품군을 챙겨먹는데 통곡물, 야채, 베리류, 견과류, 올리브유를 주 식단으로 하고 여기에 생선과 육류를 적당히 섭취하는 것이다.

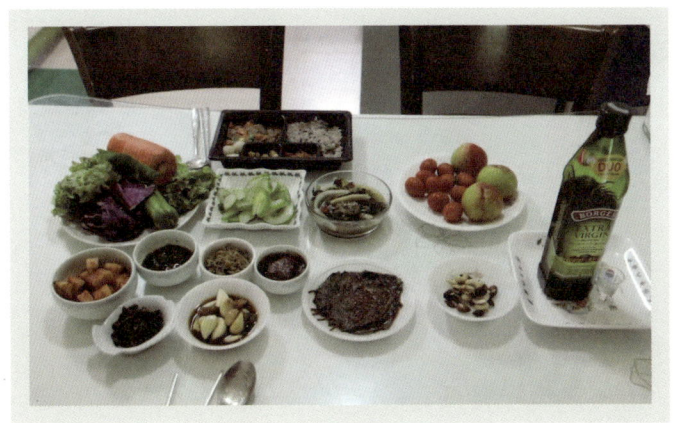

슈퍼브레인에서 제안한 한국형 마인드 식단

방에 효과적인 식단으로 평가받고 있다.

다만, 위와 같은 식단이 해외에서 구성된 식단이기에 국내의 실정에 맞게 고쳐서 활용하는 것이 현실적일 순 있다. 예를 들어 우리나라는 지중해식 식단의 핵심 재료인 올리브유를 야채 샐러드 드레싱으로 먹는 것이 나이가 지긋하신 분들에게 친숙하지는 않다. 지중해식 식단을 지킨다고 해서 굳이 입맛에 맞지 않는 것을 억지로 먹을 필요는 없다. 우리가 흔히 접해오던 들기름이나 다른 채소로 대체하면 된다. 바로 이러한 생각에서 시작되어 마인드 식단을 우리나라 실정에 맞게 현지화한 것이 슈퍼브레인에서 제안한 식단이다.

위와 같은 식단에 구성되는 좋은 음식들을 포함해 기억력, 집중

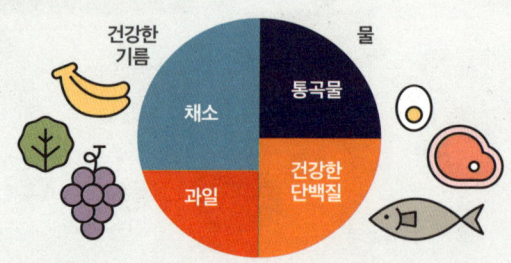

력 등 특히 뇌에 좋은 음식들을 '브레인 푸드'라고 이름 붙여 소개되기도 한다. 대표적인 브레인 푸드에는 어떤 것들이 있을까?

흔한 음식 중 하나로 달걀이 있다. 달걀에는 콜린Choline 성분이 풍부한데, 콜린은 정신 집중을 돕는 신경 전달 물질인 아세틸콜린의 생성을 돕는다. 콜린이 부족하면 뇌 기능이 떨어진다. 구운 달걀 한 알의 콜린 함량은 약 147㎎정도로 달걀만 두세 개 먹어도 성인 기준 하루 권장 섭취량인 425~550㎎를 채울 수 있다.

아보카도도 실험을 통해 이미 효과가 검증되었다. 미국 일리노이대학교University of Illinois가 수행한 연구에선 아보카도를 하루한 개씩 먹은 사람은 그렇지 않은 사람에 비해 집중력 검사 때 더 높은 점수를 받았다. 또 비타민이 풍부한 토마토도 강력한 항산화 성분인 라이코펜, 베타카로틴이 많이 들어있다. 항산화 성분은 인지력을 향상시키고 전체 뇌 건강을 증진시킨다.

호두와 블루베리도 유명한 브레인 푸드 중 하나다. 호두를 샐러드, 시리얼과 함께 먹으면 염증을 예방하는 식물성 오메가-3 지방과 함께 각종 항산화 성분 섭취가 가능하다. 블루베리는 '브레인 베리'라는 별명이 붙었을 정도로 뇌 건강과 밀접한 음식이다. 비타민

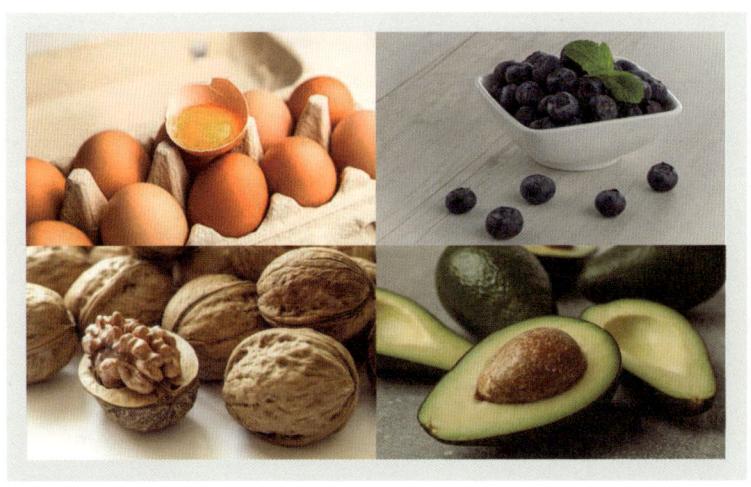

뇌에 좋은 대표적인 브레인 푸드

C와 칼륨, 뇌의 퇴화를 막아주는 폴리페놀이 풍부해 학습 능력과 기억력을 향상시킨다. 브레인 푸드의 특성을 종합해보면 세세한 영양소도 중요하지만 제철에 맞게 수확되는 채소와 과일들, 가공식품이나 인스턴트식품과 달리 식품 첨가물이 없어 두뇌의 자연치유력과 항상성을 유지시켜주는 자연 그대로의 식재료들이라고 할 수 있다.

반면 뇌 건강을 위해 피해야 할 음식들로는 튀긴 음식과 패스트푸드, 소고기와 돼지고기로 대변되는 붉은 고기, 당도가 높은 쿠키·케이크, 버터·치즈류가 대표적이다. 설탕은 특히 조심해야 하는데 매일 먹는 음식이나 음료에 2.5 티스푼의 설탕만 추가해도 치매에 걸릴 위험이 54% 높아질 수 있다는 연구 결과가 발표된 바 있다. 과일 맛 청량음료를 다량 섭취한 사람들도 적게 먹은 사람에 비해 치매에 걸릴 확률이 27% 높다.

치즈를 몸에 좋다고 생각하는 오해가 많으나 포화 지방과 나트륨이 많아 전문가는 가급적 제한하는 것을 추천한다. 육류는 불포화지방산이 상대적으로 높은 닭고기나 오리고기로 대체하면 된다. 닭고기나 오리고기는 껍질을 떼고 살코기 위주로 먹는 것이 좋다.

식습관은 치매에서 중요한 역할을 하지만, 그 습관을 바꾸는 일은 쉽지 않다. 하지만 앞서 김선신 교수의 사례처럼 작게라도 당장 시작해 하나씩 건강한 재료들로 본인의 식탁을 바꿔나간다면 건강한 식습관으로 향하는 길은 어렵지 않을 것이다.

누구에게나 일괄적으로 적용 가능한 식단은 없기 때문에 식습관 개선이 어렵게 느껴진다면 전문가의 도움을 받아 식사를 준비하는 것이 바람직하다.

치매 없이 사는 비밀 2
: 움직임

운동은 늦었다고 생각할 때 시작해도 늦지 않았다. 규칙적인 운동을 하다가 그만둔 사람보다 늦게라도 운동을 시작해 규칙적으로 하고 있는 사람을 비교했을 때 후자가 치매나 각종 질환의 위험에서 보다 자유롭다는 통계가 있을 정도다.

1990년대 후반 미국 소크연구소Salk Institute for Biological Studies의 프레드 게이지Fred Gage 박사 팀은 쥐들에게 쳇바퀴를 지속적으로 달리게 한 결과, 뇌의 해마 부위에서 새로운 신경 세포가 만들어지는 현상을 관찰했다. 이를 통해 운동으로 인한 신경 세포 형성은 기억력 향상과 관련 있음이 밝혀졌다.

치매를 앓으면 기억에 중요한 역할을 하는 해마의 크기가 줄어든다. 치매가 아니더라도 해마의 위축은 노년의 기억력을 해치는 주범이다. 게이지 박사 팀의 발견은 운동이 해마의 위축 현상에 대응할 수 있다는 실마리를 제공했다.

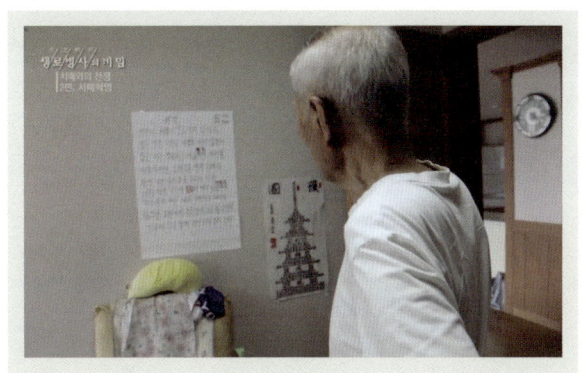
대한민국 최고령 마라토너 94세 이정주 씨가 건강에 대한 자부심을 담은 자작곡을 읊고 있다.

치매는 결국 뇌의 문제이기에 뇌세포 형성을 돕는 운동은 치매 예방에 중요하다. 운동은 인지 기능을 포함한 기능 수행 능력을 향상시켜 치매 환자의 기능 감퇴 속도를 늦춘다. 여러 연구 결과에 따르면 걷기, 달리기와 같은 유산소 운동은 기억 기능과 관련된 효소, 신경 재생 관련 물질, 뇌신경 세포의 재생 관련 물질 등을 증가시켜 인지 기능을 유지 또는 개선시키는 것으로 확인됐다.

대한민국 최고령 마라토너 94세 이종주 씨(가명)의 일상은 이러한 연구 결과를 증명한다. 1년 365일 중 300일을 뛴다는 그는 매일 하는 준비 운동도 30년째 이어가고 있다. 100살에 마라톤 풀코스를 완주하는 게 목표인 김종주 씨는 40년 넘게 매일 1시간씩 5km를 달린다. 그의 방에는 215번의 대회에 나가 완주해서 받은 메달과 상패가 가득하다. 그는 불과 2년 전에 마라톤 풀코스를 소화했다.

"건강하게 살기 위해서는 꾸준한 운동을 해야 해요. 여러 운동 중에 어떤 운동을 할지 선택을 잘해야 하는데 쉽게 어디서나 할 수 있는 운동이 가장 좋지요. 그게 걷기나 마라톤이에요. 권투, 농구, 축구, 배구는 나이 들면 하기 어렵지만 마라톤은 누구나 할 수 있죠. 운동을 안 하면 건강이 유지가 안됩니다. 건강을 지키는 건 생각보다 어려워요. 쟁취해야 하는 거예요."

- 마라토너 이정주 씨

걷기보다 강도 높은 운동인 달리기가 좋은 이유는 실제로 강도 높은 운동이 뇌 건강뿐 아니라 심장 건강에 좋기 때문이다. 캐나다 맥마스터대학교McMaster University 연구 팀은 1,600명 이상의 캐나다 노인들을 대상으로 연구를 진행했다. 실험에 참여한 노인들은 12주 동안 일주일에 세 번씩, 50분간의 에어로빅 혹은 러닝머신 운동을 했다. 그리고 가벼운 운동만 하는 대조군 그룹과 비교를 했다. 고강도 운동을 한 노인은 인지 능력 검사에서 운동 후 더 높은 점수를 받았다.

고강도 운동이란 숨이 차 옆 사람과 대화가 어렵고 몸이 뜨거워져 땀이 나는 정도이다. 고강도 운동이 부담스럽다면 걷기부터 시작해도 좋다. 가볍게 걷는 것만으로도 뇌 건강에 도움이 된다는 연구 결과가 있어 무엇보다 꾸준하게 실천하는 것이 중요하다.

유산소 운동 외에 치매를 예방할 수 있는 다른 운동은 인지를

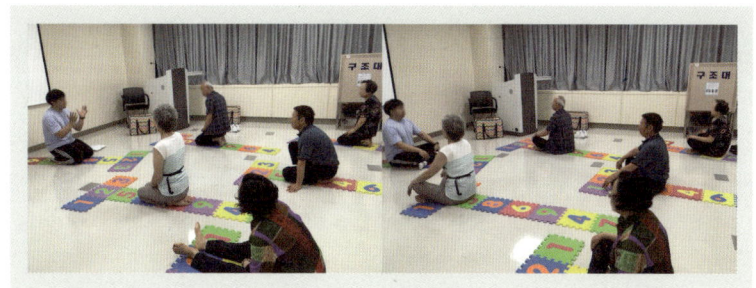
슈퍼브레인 운동에 참가 중인 사람들.

함께 자극시키는 복합적인 운동이다. 독일 드레스덴 재생치료센터 Center for Regenerative Therapies Dresden 연구진은 쥐를 대상으로 한 실험에서 운동 자체가 뇌에 좋지만 인지적 요구와 결합된 자극적인 환경에서 운동을 할 때 새로운 신경 세포가 훨씬 더 많이 생성된다는 사실을 발견했다.

집에서 간단하게 실천할 수 있는 인지 복합 운동으로는 슈퍼브레인 운동 중 하나인 '숫자 걷기'가 있다. 준비물이 비교적 간단해 집에서 쉽게 적용해 볼 수 있다. 숫자 걷기는 1부터 9까지 번호가 적혀있는 매트에서 제자리 걷기를 하다가 1부터 9까지 숫자 순서대로 각 10회씩 제자리 걷기를 한 후, 거꾸로 9부터 1까지 같은 요령으로 10회씩 제자리 걷는 것을 1세트로 해 반복 운동을 하는 방식이다. 숫자를 외우면서 걸으면 인지 기능이 활성화되는 효과가 있다.

아래 숫자 걷기 운동 중 일부를 소개한다. 이 운동은 뇌의 전두엽을 활성화시켜 인지 기능 향상을 도모할 수 있을 뿐 아니라 뇌의

준비 운동 - 숫자 걷기

출처 : 슈퍼브레인

준비물품 | 숫자 매트(3*3), 물

주의사항

1 | 시선은 매트를 보지 않고 앞을 보며 실시할 수 있도록 합니다.
2 | 미끄러지지 않도록 주의하고, 정확하게 숫자 매트를 밟을 수 있도록 합니다.
3 | 동작이나 속도가 익숙해지면 무릎을 조금 높이 들고 팔을 크게 흔듭니다.

세부사항

1 | 숫자 매트 1번 위에서 평소에 걷는 속도로 양팔을 씩씩하게 흔들면서 제자리걸음으로 10걸음을 걸어줍니다.
2 | 1>2>3>4>5>6>7>8>9 순서대로 각 숫자마다 10회씩 제자리걸음을 걸어줍니다.
3 | 1>2>3>4>5>6>7>8>9 순서대로 각 숫자마다 10회씩 제자리걸음을 걸어줍니다.
4 | 1 / 2 / 3 여기까지가 1세트입니다.
5 | 1세트 종료 후 30초 동안 휴식합니다.
6 | 1 / 2 / 3를 한 번 더 반복합니다. (2세트)

영양물질인 뇌유래신경영양인자BDNF 또한 활성화시켜 기억력과 인지 능력의 퇴화를 더디게 하는 데에도 도움이 된다.

　치매 예방을 위한 운동법을 요약하자면 기본적으로 꾸준히 하되 본인이 소화할 수 있는 선에서 높은 강도로 진행한다. 단순 운동보다는 여러 인지 기능이 자극되는 형태가 최선이지만, 무엇이든 바로 실천하기 어렵다면 가장 쉽게 시도할 수 있는 형태인 걷기부터 시작해 보자. 생활 속 꾸준한 운동은 스트레스 호르몬인 코르티솔을 경감시키고 체지방, 스트레스나 우울 지수 등을 낮춰 줄 수 있다.

전문가들은 처음부터 운동 강도를 늘리기보다 운동 시간을 늘려 몸에 무리가 없으면 그 다음 운동 강도를 높이는 방식을 제안한다. 강도를 올렸으면 그 강도를 6주 정도 유지하고, 운동이 쉬워지면 다시 강도를 높인다. 하지만 운동 강도를 높였을 때 몸에 이상 증상이 나타나고 다음날 과도하게 피로하면 강도를 다시 낮추는 게 안전하다.

몸으로 하는 운동만 운동이 아니다. 영국에서 나온 뇌신경세포인 '뉴런Neuron'과 '에어로빅Aerobics'의 합성어인 '뉴로빅Neurobics'이라는 개념도 이런 맥락에서 나왔다. 뉴로빅은 익숙하지 않은 것에 도전해 전두엽을 활성화시키는 운동법이다.

뉴로빅을 실천하는 방법은 간단하다. 예를 들어 눈 감고 식사하기, 식사 때 음식 냄새 맡아보기, 왼손(평소 안 쓰는 손)으로 머리 빗거나 양치질하기, 가족과 눈빛으로 대화하기, 뒤로 걷기, 눈 감은 채로 대·소변 보기 등이다. 일상 속에서 평소 하지 않았던 행동을 통해 기억력과 관련 있는 전두엽이 활성화 되면서 뇌 전반의 노화를 늦춘다.

몸이 움직이든 머리가 움직이든, 치매로부터 멀어지려는 우리에게는 움직임이 필요하다. 내가 할 수 있는 범위 안에서 조금씩 노력하며 가능한 머리와 몸을 자주 쓰고, 재미있고 즐겁게 할 수 있는 운동을 찾으면 된다.

치매 없이 사는 비밀 3
: 어울림

　육체적인 요인만이 치매의 원인이 되는 것이 아니다. 정신적인 고독과 외로움은 치매를 가져오는 중대한 요인으로 지목된다.

　치매 환자의 가족이 겪는 고통에 대해 많은 이야기가 있지만, 이것도 그나마 돌봐줄 가족이 곁에 있을 때 벌어지는 일이다. 치매 환자인 이무영 씨(가명)는 30년 전 부인과 사별하고 혼자 살고 있다. 아무도 그를 돌볼 사람이 없어 지역 내 치매안심센터의 도움을 받는다. 일주일에 한 번씩 그를 찾아오던 복지관의 독거노인 관리사가 이무영 씨의 상태를 살핀 덕분에 도움의 손길이 닿은 경우다.

　혼자 사는 독거노인은 치매 증상을 자각하는 것부터 쉽지 않다. 이무영 씨 역시 음식물 쓰레기를 먹고 계단에서 자는 등 이상 행동을 이어갔지만 본인은 알아채지 못했다. 어느 순간 정신을 차려보니 다른 사람의 차 보닛bonnet 위에서 자고 있기도 했다. 인지 능력이 현격히 떨어진 이무영 씨는 도형의 모형을 분간하는 간단한 테스트조차 버거워했다.

　이무영 씨는 자신의 발병에 대해 '외로움에 지친 것'이라고 표현한다. 자녀들마저 독립하고 오랜 기간 혼자 살면서 깊어진 외로움이 병으로 이어졌다는 것이다. 대화할 사람이 없고 아무 사건도 생기지 않는 일상과 아무 배움이 없는 삶이 이어지면 치매는 쉽게 찾아와 증세를 더욱 빠르게 악화시킨다.

　유니버시티 칼리지 런던University College London 임상교육·건강심리학 연구 팀이 진행한 한 연구는 혼자 사는 것이 치매에 걸릴 확률이 높다는 사실을 증명한다. 이 연구 팀은 유럽과 아시아에 사는 55세 이상 2만 1,666명을 대상으로 혼자 사는지 여부와 치매와의 관계를 연구했다. 그 결과 혼자 거주한 사람은 동거인이 있는 사람보다 치매 걸릴 확률이 30% 높았다. 타인과 소통을 통해 인지 자극이 부족한 것이 뇌에 악영향을 미칠 수 있다는 것이다.

　고독은 뇌의 활동을 억제하고 신체적 활동을 위축시킨다. 고독으로 인한 우울증은 몸속에서 스트레스 호르몬인 코티코스테로이드Corticosteroid의 농도를 높인다. 이 호르몬은 뇌 부위 중에서 기억을 담당하는 해마를 공격하기 쉬워 이로 인해 해마의 건강이 나빠지면서 치매에 걸릴 위험이 높아지게 된다. 또 우울감은 우리 몸에 면역 기능을 떨어뜨리고 만성적인 염증 상태를 유발해 치매 질환을 발생시키는 나쁜 단백질을 몸에서 제거하는 데에 어려움을 겪게 한다.

정상적인 사람의 뇌를 기증받아 검사해보니 생전에 인지 기능이 정상으로 보이던 사람이라도 사후 뇌 부검에서 알츠하이머가 발견된 경우가 1/3에 달한다는 연구 결과가 있다. 뇌는 치매를 앓고 있음에도 겉으로 증상이 없었던 참가자들은 대부분 종교인이었다. 사회적 관계를 누구보다 활발히 맺는 종교인의 특성이 치매 증상의 발현을 막은 것이다.

고독은 이러한 호르몬의 변화 외에 기본적으로 뇌 활동을 줄이고 음식 섭취나 수면에도 안 좋은 영향을 준다. 배우자의 사망 이후 우울증에 시달리다가 치매로 이어지는 사례는 어렵지 않게 찾아볼 수 있다.

우리보다 일찍 고령화를 맞이해 치매가 심각한 사회 문제로 대두된 일본에서는 '독거 치매' 문제가 크게 불거지기도 했다. 92세 아베 유키미あべゆきみ 씨가 아직 놓지 않은 기억의 끈을 붙들고 이례적으로 방송에 출연해 자신의 처지를 호소하면서부터다. 그는 젊은 나이에 남편을 잃었다. 30살 이후 나가타ながた에서 식당 종업원과 청소 일 등을 하며 혼자 생계를 이었다. 자녀는 없었다. 65살에 정년 퇴직한 이후에도 혼자였다. 그러다 2017년, 치매 진단을 받은 뒤 독거 생활은 더욱 어려워졌다.

시 지원 센터에서 입소 가능한 요양원을 찾아냈지만 신원 보증인이 필요했다. 동생과 연락이 닿았지만, 고령인 동생도 보증인이 되어 줄 처지가 아니었다. 결국 요양원에 들어가지 못한 아베 유키미 씨는 '장수를 한 것이 모두에게 미안하다'며 자신의 처지를 비관했다. 보증인이 없는 노인이 점점 늘어가는 일본의 현재는 곧 한국의 미래이기도 하다.

현장에서도 독거노인에 대한 우려는 높다. 이들은 당장에 도움을 줄 수 있는 사람이 없고 경제적으로도 어려운 여건일 때가 많다. 복지관과 치매센터에서는 혼자 사는 노인을 집중 케어 대상으로 보고 맞춤형 사례 관리를 진행하고 있으나, 급증하는 치매 인구와 항상 위험에 노출되어 있는 독거노인의 상황을 고려하면 역부족이다.

돌봐줄 사람이 없는 사람들끼리 모여 노인들만의 공동체를 꾸리는 등 자구책을 마련하거나 독거노인들을 대상으로 한 검진과 돌봄 서비스를 강화하는 등 독거노인이 부딪힌 치매 문제를 해결하기 위한 노력은 꾸준히 시도되고 있다. 그러나 정부의 노력만으로 모든 것을 해결하기는 벅차 보인다. 혼자 사는 노인을 우리의 이웃으로 받아들이고 따뜻한 시선으로 바라볼 수 있는 사회의 인식 변화가 필요하다.

덴마크와 일본의 사례

공동체의 힘으로 치매에 대항하는 나라가 있다. 바로 덴마크다. 덴마크는 1960년 노인 인구가 10%를 넘어설 정도로 인구 구조가

고령화되면서 요양원 수요가 급증했다. 덴마크는 요양원을 늘리는 대신 노인 공동 주택을 조성하는 것으로 정책의 방향을 잡았다. 인구 581만 명인 덴마크 내에는 현재 3,000여 개가 넘는 다양한 노인 공동 주택이 운영 중이다. 이 공동 주택은 대부분 18~20명의 노인들이 함께 모여 생활한다.

노인 공동 주택은 치매에 치명적인 노인의 고독을 막는 역할을 한다. 노인 공동 주택에 들어오는 노인들은 사회로부터 고립되지 않고 공동체의 일원으로서 계속 살아가고자 한다. 이곳에서는 자연스럽게 사람들과 어울릴 수 있다. 더 나아가 활동적인 사람들은 새로운 일을 벌이기도 하고 다양한 사람과 교류한다.

노인 공동 주택의 입주자들은 평소에는 자신의 독립 공간에서

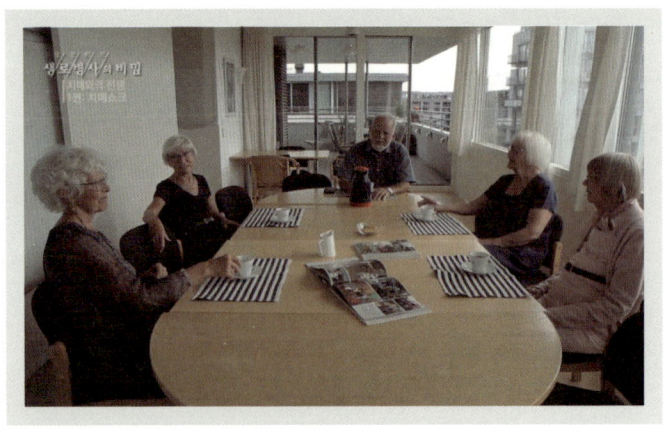

노인 공동 주택의 공유 공간에서 함께 교류하는 사람들

생활을 하다가 필요할 때 공유 공간에서 함께 하는 시간을 즐긴다. 나이가 들어서 누군가와 같이 어울려 살 수 있다는 것만으로도 노인 공동 주택이 갖는 긍정적 가치는 분명하다. 이곳에 사는 노인들은 우울증이 없고, 치매에 대한 걱정도 덜하다. 외지에 떨어져 고립되어 있는 일반적인 요양원과는 분명히 다르다.

구성원들 개개인이 노인 공동 주택의 거주민으로서 책임감을 갖기 위해 적어도 하나의 주택 관리 그룹에는 들어가 있어야 한다. 누군가는 방을, 누군가는 발코니를, 누군가는 주방을 담당해 관리한다. 내부에는 공동 주택을 운영하기 위한 이사회가 있어, 한 달에 한 번 회의를 하면서 이곳에 어떤 변화가 있는지 공유하고 앞으로의 일에 대해 논의를 한다.

입주자는 협의를 통해 결정한다. 비어있는 아파트가 있다면 기존 구성원들이 새로운 입주자를 선택한다. 이 결정에서 중요한 건 입주자가 단지 아파트가 없어서 살고자 하는 게 아니라 이 노인 공동 주택이 요구하는 삶의 방식대로 살고 싶어하는 사람이어야 한다는 점이다. 새로운 삶의 방식에 적응하기에는 너무 늦었다는 이유로 지나치게 나이가 많은 사람의 입주가 제한되기도 한다.

"덴마크에는 가족, 아이, 젊은이들끼리 이룬 커뮤니티가 있어요. 덴마크의 일반적인 삶의 방식이죠. 우리 역시 노인공동체를 원해요. 노인이 중요한 역할을 하는 커뮤니티도 있어야 하는 거죠. 물론 여기에도 가족들이 찾아옵니다. 모두 가족이 있죠. 하지만 이곳은 노인들, 우리 자신의 삶이 중심이 되는 곳이에요."

- 노인 공동 주택 입주자 부디(Boodi)

공동 주택은 요양원과는 달리 능동적 삶이 일어나는 곳이다. 요양원에는 스스로를 돌볼 수 없는 사람들이 머무는 까닭에 요리, 청소 등 모든 종류의 도움을 필요로 한다. 하지만 공동 주택의 사람들은 스스로 살아가며 사회에서 벗어나 외따롭게 사는 것이 아니라 다양한 사람들을 만나며 그 속에서 기쁨을 얻고 더욱 생기로운 삶을 살아간다.

또 주목해야 할 나라는 일본이다. 일본 오키나와 남쪽에 고하마섬 小浜島은 세계적인 장수 마을이다. 섬마을 주민 550여 명 중 10%가 80세 이상인 이곳에는 노인들로 구성된 걸그룹이 있다. 80세가 가장 막내인 일본 최고령 걸그룹, KBG84이다.

"집에만 있으면 치매에 걸려요. 다리가 아파도 이곳에 나와 이야기를 듣는 것이 좋아요."

- KBG84 멤버 하나타 노부코(一つ他信子)

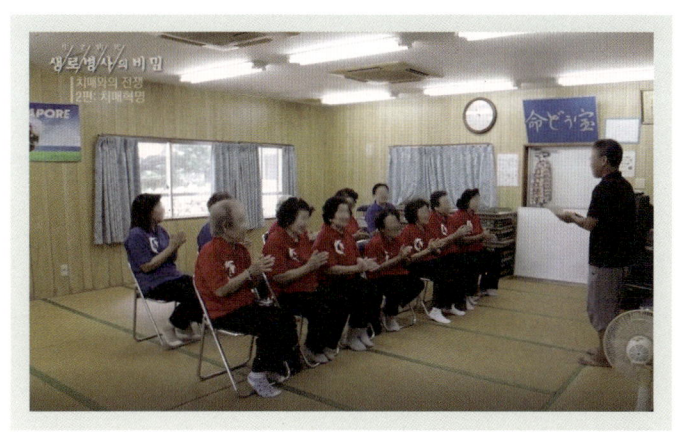

평범한 노인합창단이었던 이들은 할머니들의 활기와 웃는 얼굴이 세상에 알려지면 노인을 바라보는 시선이 바뀔 거라는 기대를 안고 걸그룹으로 나섰다. KBG84에 대한 대중의 반응은 폭발적이었다. 뮤직비디오를 공개하고 1주일 동안 30만 건의 조회가 있었고, 국내 미디어뿐 아니라 세계 각지에서도 수많은 취재 요청이 밀려왔다.

내가 건강한 건 노래야,
내가 건강한 건 손주 돌보기,
내가 건강한 건 구론산,
내가 건강한 건 연금이야.
모두 함께 행복한 고하마섬.

모두 함께 장수하자.

나이 수만큼 꿈이 있어.

- KBG84 멤버 노래 중 일부

안무를 소화하지 못하거나 노래 가사를 잊어버리는 일도 다반사다. 그럼에도 할머니들의 얼굴에는 웃음이 가득하다. 그들의 웃음 띤 얼굴에서 치매 걱정 없는 장수의 비밀을 찾아볼 수 있다. 함께 어울려 사는 삶에는 즐거움과 행복이 있고, 그 어울림의 온기가 따뜻할수록 치매는 멀어진다.

치매 없이 사는 비밀 4
: 취미

 치매 예방을 위해 인지 훈련 등과 같이 직접적으로 뇌를 자극하는 인지 훈련도 있지만, 건강한 취미 한두 가지는 노년기의 삶을 풍부하게 만들어줄 뿐 아니라 치매를 예방하는 데에 긍정적인 영향을 준다. 스웨덴 예테보리대학교University of Gothenburg 연구 팀은 38~54세 여성 800명을 대상으로 연구를 진행한 결과 높은 수준의 정신 활동을 하거나 적정 수준의 운동 등 취미활동을 꾸준히 한 중년 여성은 치매 발병률이 30% 이상 떨어졌다.

 치매 예방을 위해 노년기에 권장되는 취미활동이 하나 있다. 바로 춤이다. 춤은 육체와 정신 모두를 복합적으로 자극하는 좋은 활동인 동시에 많은 이들과 자연스럽게 교류하는 것을 돕는다. 치매 예방에 최적화된 취미로 손꼽힌다.

 실제로 미국 콜로라도주립대학교Colorado State University 공동 연구 팀은 평소 운동을 거의 하지 않는 60~70대 건강한 노인 174

명을 3개의 그룹으로 나눠 각 그룹별로 빨리 걷기 운동, 스트레칭과 균형잡기 운동, 컨트리 댄스(또는 포크 댄스)를 배우고 익히는 것을 일주일에 3회, 1시간씩 하게 했다. 6개월 뒤 MRI로 뇌를 검사한 결과 춤을 춘 그룹은 걷기만 한 그룹에 비해 정보 처리 속도나 기억력과 관련된 뇌 조직인 백질*이 두꺼워진 것을 확인할 수 있었다.

새로운 안무를 익힐수록 뇌를 더 많이 쓰게 되고 뇌는 더 젊고 건강해진다.

또한 춤을 추면 전두엽과 두정엽 사이에 위치한 운동 중추가 자극을 받고, 음악을 듣기 때문에 측두엽 속에 있는 해마 부위에 영향을 받는다. 춤을 추면서 보는 시각적 정보는 후두엽, 동작의 균형을 유지하는 평행 감각은 소뇌 부위를 작동시킨다. 동시에 춤을 아름답게 추는 것을 고민하면서 창의 기능을 담당하는 전두엽까지 활발하게 만든다. 그야말로 몸만 아니라 뇌 전체가 춤추는 셈이다.

독일 헬름홀츠 뇌 질환센터 연구진 역시, 시각 및 청각 자극이 동시에 병행되는 댄스 트레이닝 같은 유산소 운동이 노화성 기억 저하를 늦추는 데 가장 효과가 있다는 연구 결과를 발표하기도 했다. 같은 시간을 들여 운동한다면 단순한 운동보다는 머리를 쓰고 오감이 폭넓게 동원되는 춤과 같은 운동이 더 좋다는 것이다. 거기에 춤은 자연스럽게 다른 사람들과 어울리면서 감각, 감정, 운동

* 백질은 다른 뇌 영역들을 연결해 정보를 흐르게 하는 뇌 안의 고속도로와 같은 역할을 한다. 치매 환자는 이 백질이 약화되어 있기 마련인데, 그로 인해 뇌 영역 간의 연결이 원활하지 않다.

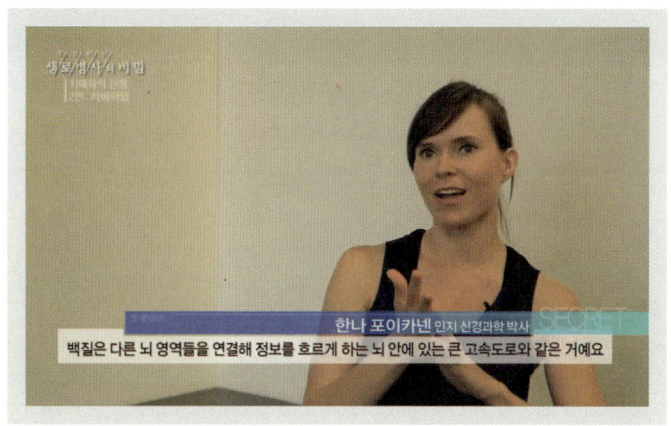

이 동반되어 단순한 운동보다 더 뇌에 좋은 자극이 될 수 있다.

인지 신경과학 전문가 한나 포이카넨Hanna Poikonen 박사의 춤 워크숍에서는 춤이 뇌에 미치는 영향을 좀 더 세세히 접할 수 있다.

"우리에게는 몸의 자세를 관장하는 고유 수용 감각이 있습니다. 이 고유 수용 감각은 우리의 제6의 감각이라고 부르기도 하는데, 고유 수용 감각의 도움으로 우리는 눈을 감고도 우리의 다리와 몸이 어떤 포즈를 취하는지 알 수 있는 것입니다. 전문적 댄서는 시각적으로 얻는 정보보다 고유 수용 감각으로 얻는 정보가 훨씬 더 많습니다. 일반인은 시각적 정보에 더 많이 의지하지만 눈을 감고 춤을 추고 움직이다 보면 이 고유 수용 감각을 훈련할 수 있습니다. 장기간 고유 수용 감각을 높이는 훈련을 하면 균형 감각도 좋아지고 더불어 뇌도 좋아지게 됩니다. 상상을 통해 팔과 다리를 움직이며 대뇌기저핵을 자극하는 연습을 하면 자동으로 뇌에 도움이 되는 것이죠."

– 인지 신경과학 전문가 한나 포이카넨 박사

한나 포이카넨 박사의 춤 훈련
<나만의 아이스댄스 만들기 일부>

· 대담하게 공간을 이용하며 자신만의 스텝을 내딛어보세요. 자연스럽게 호흡을 따라 움직여보세요. 팔과 다리에는 힘을 빼고요. 스텝을 내딛고 부드러운 팔의 움직임을 합쳐보세요.

· 걸으며 호흡을 안정시켜보세요. 아주 천천히 걸어보세요. 어디든지 원하는 곳으로요. 굳이 멈추려고 노력하지 마세요. 눈을 다시 감고 같은 자리에 계속 서 계세요. 무릎과 허벅지에는 힘을 빼고요. 우리는 상상 속의 풍경으로 들어갑니다.

· 우리는 광활한 얼음 벌판에 도착했습니다. 광활한 얼음 벌판 한가운데 서 있습니다. 거기에 큰 호수가 있나요? 배경에는 저 멀리 지평선에 가까운 곳에 작은 나무가 있습니다. 얼음 위는 너무 차서 발바닥이 오그라들 지경입니다. 뭔가 불안한 감정이 들고 두려움도 엄습합니다. 이 얼음은 우리 몸무게를 감당할 정도로 두꺼울까요?

· 다른 쪽으로 무게 중심을 옮겨 보세요. 아주 조금씩 발걸음을 내딛어 보세요. 당신의 몸무게를 얼마나 견딜 수 있는지 조심스럽게 시험해 보세요. 한 발을 내딛을 때마다 떨립니다. 당신은 아주 호기심 많은 어린아이 같습니다.

· 조금씩 얼음 위를 자신있게 걸어봅니다. 자신감이 점차 커집니다. 점차 발걸음도 보폭이 커집니다. 걱정과 두려움은 호기심으로 바뀝니다. 여기 오니 좋네요! 우리 발밑은 미끄럽습니다. 이 위를 걸으니 어떤가요?

· 시각적 정보를 스스로 창조해 보세요. 눈을 뜨는 것과 동시에 상상 속 얼음 벌판은 사라질 수 있습니다. 그때 다시 상상력을 강화시켜 보세요.

· 우리는 지금 광활한 얼음 벌판에 있고 싶어 합니다. 눈을 뜨고 나서도 아름다운 얼음 벌판에 있는 것처럼 느낄 수 있다면 당신은 얼음 벌판을 탐구하는 새로운 자유로움을 부여받은 것입니다.

· 벽과 부딪히지 않는 범위에서 과감하게 움직여 보세요. 조금 흩어져도 좋습니다. 호기심을 가지고 얼음 벌판을 탐험해 보세요. 여기는 어떤 곳인가 알아보세요. 상당한 곳이죠?

· 여기서 자신만의 아이스댄싱이 자연스럽게 탄생하게 됩니다. TV에서 아이스댄싱을 보신 분도 계시고 스스로 얼음 위에서 스케이트를 타며 아이스댄싱을 경험한 분도 있을 겁니다. 이제 모두 그 아이스댄싱을 기억해내고 그 기억대로 춤을 추어 보세요.

춤 외에도 치매 예방에 도움이 되는 취미는 어떤 게 있을까? 뇌 가소성의 이론에서 밝혔듯 뇌는 80대가 될 때까지 규모와 기능 측면에서 대규모의 변화 능력을 갖고 있다. 뇌는 새로운 것을 배우거나 새로운 생각을 할 때마다 머릿속 신경은 새롭게 연결되고 강화되면서 물리적 구조도 새롭게 짜인다.

연세대 세브란스병원 마취통증의학과 김기준 교수는 스쿠버 다이빙 마니아다. 마취가 심장 근육에 미치는 영향을 알아보기 위해 동물 실험을 하던 중 스쿠버 다이빙을 할 때 마취를 경험할 수 있다는 사실을 알고 배운 것이 22년째 취미로 이어졌다. 여전히 스쿠버 다이빙을 배우는 과정에서 어려운 것들이 있지만, 그 어려움 속에 느껴지는 성취감 때문에 도전을 계속한다는 김기준 교수다.

그는 수술을 마친 후 시를 쓰는 취미도 가지고 있다. 50대부터 남은 인생을 의미 있게 살기 위해 고민하다가 행복한 죽음을 목표로 삼고, 그 행복한 죽음을 위해서는 건강한 늙음이 필수라는 생각에 도달한 방법 중 하나다. 그렇게 틈틈이 쓴 시를 모아 세 권의 시집을 내고, 재즈 리듬을 배우는가 하면 독학으로 중국어를 공부하는 등 뭔가 새로운 것을 배우는 것이 어느덧 습관이 되었다. 신체와 마음, 영혼이 모두 건강해야 건강하게 늙을 수 있다는 게 김기준 교수의 생각이다.

취미는 자신이 해보지 않았던 새로운 경험을 쌓으며, 그 과정에서 뇌와 신경 세포를 활성화시킬 수 있다. 김기준 교수처럼 끊임없이 새로운 취미를 배우는 것 또한 치매를 예방하고 뇌 건강을 유지하는 건강한 습관 중 하나다.

치매 없이 사는 비밀 5
: 반려동물

　영화배우 이용녀 씨의 어머니는 특별한 경험을 통해 치매가 호전된 사례다. 9년 전 치매가 발병한 90대 어머니는 손가락 하나도 못 움직이고 사람을 알아보지 못해 두 달 안에 임종을 준비해야 한다는 진단까지 받았다. 그런데 지금은 딸을 알아보고 일상적인 대화가 가능할 정도로 회복이 되었다. 어떻게 이런 기적같은 일이 가능했을까?
　발병 당시 이용녀 씨는 병원에 어머니를 두지 않고 집으로 모시고 돌아왔는데, 뜻밖에도 이것이 효과를 보았다. 이용녀 씨가 키우던 50여 마리의 반려견이 도움을 준 것이다.

　"저는 식사 수발 외에는 한 게 없어요. 애들(반려견)이 24시간 함께 한 거죠. 얘네가 엄마랑 하루 종일 함께 시간을 보내면서 같이 자고, 교감하고, 또 엄마한테 뭔가를 바라기도 하고 그러니까 엄마도 계속 무언가를 하게 되는 거죠. 그러다 보니 엄마가 무언가 계속해서 해주고 싶은

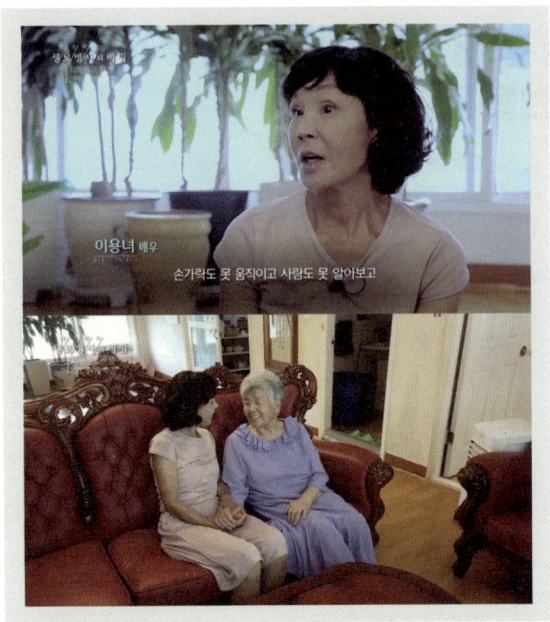

영화배우 이용녀 씨와 그의 어머니

마음이 스스로 몸에서 나와 터진 거죠. 엄마는 애들하고 대화를 한 거예요. 애랑도 대화하고, 재랑도 대화하고, 끊임없이, 하루 종일 교감을 하니까 엄마 몸 안에서 굳어있던 것들이 엄마가 하고 싶어하는 의지로 살아난 거죠."

- **영화배우 이용녀 씨**

반려동물이 질병 치료에 하는 역할을 살펴보면 그 범위가 꽤나 넓다. 대체 의학에서는 동물매개치료AAT, Animal Assisted Therapy

라는 이름으로 심리상담사가 동물과 내담자를 상호 작용하는 프로그램을 운영해 심리 치료를 하는 분야가 있다. 동물은 '네발 달린 치료사'라는 별명을 얻을 정도로 임상심리, 상담심리, 자연치유분야에서 장애인, 주의력결핍과잉행동장애ADHD 환자, 우울증 환자 등에게 도움을 주고 있다.

동물매개치료는 치매에서도 효과를 볼 수 있다. 치매 노인이 동물의 이름을 반복적으로 부르게 해 기억력을 향상시키거나, 동물의 신체 부위를 부르거나, 털을 입으로 부는 행동을 통해 안면 근육 운동을 증가시키고 언어 구사력을 높이는 식이다.

실제로 치매 환자를 반려견과 매개하여 예후를 지켜보았는데 반려견과 함께 하는 일상이 인지 기능, 우울감, 삶의 질을 개선시켰다는 연구 결과가 있다. 무조건적이고 비판 없는 사랑이 가능한 반려견과

반려견 프로그램 참여 전후 변화 비교

	참여 실험집단		비참여 통제집단	
	전	후	전	후
인지 기능	15.83	18.50	15.17	14.33
우울감	8.00	4.00	8.33	9.66
삶의 질	30.5	35.66	25.66	22.83

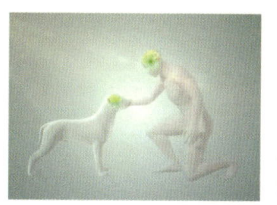

출처: 원광대 동물매개 심리치료학과 이시종 교수

친밀한 교감을 나눌 때 인간과 개의 뇌 모두 행복 호르몬인 옥시토신 oxytocin이 분비된다. 이것이 인간과 반려견 모두의 건강에 도움을 준다.

치매 도우미견은 다양한 영역에서 활약할 수 있다. 예를 들어 치매에 걸린 노인이 외출 후 길을 잃어버리는 사고가 흔하게 발생하는데, 이때 치매 도우미견을 데리고 다닌다면 집 위치를 기억해내지 못하더라도 개의 도움을 받을 수 있다. 또 잘 훈련받은 개는 환자에게 약 복용 시간을 알려줘 약물 치료에 도움을 준다.

호주의 경우는 'Dogs 4 Dementia(치매 도우미견)' 프로젝트로 도우미견을 양성해 치매 환자 가족, 간병인에게 안도감과 여유로움, 삶의 활력을 불어넣었다. 시각장애인 도우미견으로 훈련을 받은 개들을 치매 환자를 돕도록 재훈련을 시켰다. 개들은 환자의 감정과 목소리, 불안 상태를 느끼며, 주인이 방향을 잃었을 때도 도울 수 있게 훈련을 받았다.

치매 도우미견의 활약은 치매 환자가 집에서 보낼 수 있는 시간을 좀 더 연장시켜 줄 수 있다. 가정에서 치매 환자가 생기면 환자를 요양원 등에 보내려는 경향이 뚜렷하다. 아직 그럴 단계가 아님에도 간병의 부담으로 인해 최후의 수단을 사용하는 셈이다. 치매 도우미견이 치매로 인해 가족 내 경직된 분위기를 풀어주는 것만으로도 이러한 상황을 완화할 수 있다.

치매 도우미견 이전에도 시각, 청각, 발달, 정서 등의 장애를 돕기 위한 도우미견은 있었다. 인간에게 가장 친숙한 동물인 개가 또 다른 방식으로 인간을 돕고 있는 것이다. 환자가 신호를 보냈을 때 반응하고 눈 맞춤이 가능하며 감정을 교류할 수 있는 개는 환자에게 긍정적인 정서를 주기에 충분하다. 따라서 치매 치료에도 분명한 효과를 기대할 수 있다.

야외에서 치매 환자와 치매 도우미견이 함께 있을 때 주위 사람이 지켜줘야 할 에티켓이 있다. 집중력을 잃을 수 있으므로 도우미견을 만지거나 쓰다듬는 건 자제해야 한다. 도우미견이 건강 이상을 겪을 수 있으므로 먹을 것을 함부로 주어서도 안 된다. 사진을 찍거나 도우미견을 부르는 등 안전사고를 유발하는 행위도 조심해야 한다. 기본적으로 긴급한 도움이 필요한 상황이 아니라면 그들이 알아서 할 수 있게끔 지켜보는 것이 좋다.

치매 없는
건강한 뇌를 위한
전문가들의 제언

333 치매 예방수칙

분당서울대병원 정신건강의학과 김기웅 교수는 '**333 치매 예방 수칙**'으로 치매를 예방하는 건강습관을 알리고 있다. 열심히 해야 하는 3권勸, 하지 말아야 하는 3금禁, 정기적으로 꾸준히 관리해야 하는 3행行으로 333이다.

3권 중 첫 번째는 잘 먹는 것이다. 보약을 따로 챙겨 먹기보다는 매일 끼니를 빠트리지 않고 먹는 것이 가장 좋다.

두 번째는 머리를 자주 쓰는 것이다. 특별한 방법을 찾을 필요는 없고 멍하게 아무것도 하고 있지 않은 순간을 일상에서 줄여야 한다. 예를 들어 수동적으로 TV만 보는 생활보다는 집안일, 독서, 봉사 활동, 종교 활동, 취미 생활 등 능동적으로 내가 머리를 쓰고 생각을 해내는 활동을 일상에 꾸준히 집어넣는 것이 바람직하다.

세 번째는 유산소 운동을 꾸준히 하는 것이다. 적어도 일주일에 세 번, 한 번에 30분 이상 유산소 운동을 꾸준히 해야 한다. 치매를 예방하는 데 단일한 방법으로 가장 확실하게 효과가 크고 검증되어 있는 예방법은 유산소 운동이다.

다음은 3금으로 첫 번째는 금연이다. 흡연은 혈액 순환을 억제하고, 혈액 순환이 나빠지면 혈관성 치매뿐만 아니라 치매와 같은 퇴행성 치매의 위험도 증가하므로 반드시 금연해야 한다.

두 번째는 절주다. 하루에 세 잔 이상 한 번에 술을 마시는 것은 절대적으로 피해야 한다. 한 잔을 더 마실 때마다 치매 위험이 그에 비례해 높아진다고 생각하면, 금주의 이유를 더 설명할 필요가 없다.

세 번째는 머리 부상을 조심해야 한다. 운동을 하거나 집안일을 하다가 머리를 다칠 수가 있는데 머리를 다친 사람은 그렇지 않은 사람에 비해서 치매에 걸릴 확률이 4배 정도 높아지고, 불리한 치매 유전자를 가진 사람은 10배까지 높아질 수 있다. 만약 운동 등 위험 소지가 있는 활동을 할 때는 머리 보호대를 착용하고, 집안에서 물건을 정리할 때는 높은 곳에 물건을 두지 않아 머리를 다칠 수 있는 소지를 제거하는 것이 권장된다.

3행 중 첫 번째는 흔한 성인병인 고혈압, 당뇨, 고지혈증을 철저하게 관리하는 것이다. 불편한 증상이 없으면 관리가 소홀해지기 쉬우나, 이 질환들은 치매 위험을 각각 1.5배 이상씩 높이기 때문에 질환들이 있는 사람은 반드시 정기적으로 투약하는 등 생활 습관을 챙겨 위험을 최소화해야 한다. 또한, 질환이 없는 사람은 예방에 더욱 신경 써야 한다.

두 번째는 우울증 관리다. 우울증은 두 배 이상 치매 위험을 높이기 때문에 노인들은 우울증의 위험이 젊을 때보다 높으므로 사람들과 꾸준히 소통하고 우울증을 유발할 수 있는 신체 질환에 걸리지 않도록 해야 한다.

세 번째는 기억 검진의 정기화다. 예방수칙을 잘 지켜도 치매에 걸릴 확률은 여전히 있으므로 60세가 넘은 사람은 적어도 1년에 한 번은 건강 검진하듯 기억 검진을 받아보는 것이 좋다.

배운다음 줄이자

뇌과학자 서유헌 박사는 건강한 뇌를 통한 치매 예방을 위해 몇 가지 조언을 건넨다. 요약하면 **'배운다음 줄이자'**다.

'배'는 배움이다. 나이가 들수록 독서를 즐기고 여러 가지 생각을 많이 해야 한다. 나이가 들었기 때문에 새로운 자극이 필요 없다고 생각하는 것은 치매 예방과 거꾸로 가는 길이다. 집안일, 봉사 활동, 타인과의 교류 등 여러 활동이 뇌에 자극을 준다.

배움의 요지는 새로움이다. 본인이 익숙한 것을 반복하는 것은 큰 의미가 없다. 예를 들어 음악을 듣는다면 아는 음악을 똑같이 듣기만 하는 건 큰 자극이 아니다. 가사를 바꾸거나 새로운 노래를 배우는 게 두뇌 활동에 도움을 준다.

'운'은 운동이다. 뇌도 운동화를 신어야 한다는 말이 있을 정도로 뇌와 운동의 연관 관계를 밝힌 논문은 수없이 많다. 육체적인 운동은 뇌를 깨우고 뇌로 다양한 혈류를 많이 보낸다. 핏속에 들어 있는 산소나 뇌세포를 자극한 뇌 성장 인자들이 활발해지고 노화로 인한 염색체의 쇠퇴를 막아준다.

'다'는 마음 다스림이다. 긍정적이고 낙관적인 자세가 치매를 막는다. 나이가 들면 소극적으로 변하고 폐쇄적인 태도를 갖기 쉬운데, 이러한 태도와 동반되는 부정적인 생각은 뇌신경 세포의 활동을 억제한다. 또 자기표현을 줄이거나 감정을 억제하는 것도 좋지 않다.

그렇다고 무작정 참을성 없이 화를 내는 것도 치매에 부정적이다. 화를 자주 내거나 화가 나도 참거나 우울증을 겪는 사람 모두 그렇지 않은 사람보다 치매 위험이 높다. 그러므로 애초에 그러한 마음이 들지 않게 마음을 다스리는 것이 최선이다.

'음'은 적절한 영양 섭취다. 몸에 좋은 음식이 무엇인지 사람들이 몰라서 못 먹는 경우는 별로 없다. 결국 실천이 관건이다. 골고루 필요한 성분을 섭취하면서 몸에 나쁜 것은 가급적 피해야 치매로부터 조금씩 멀어질 수 있다.

이어지는 '줄'은 몇 가지를 줄이자는 의미다. 우선은 술과 담배다. 최근 연구에 따르면 반 잔 정도의 술은 스트레스 완화에 도움을 줄 수 있지만 그 이상은 치매 발생의 원인이 된다. 담배의 해악은 말할 필요가 없을 정도다. 같은 맥락에서 고혈압, 고지혈증, 당뇨도 생활 습관을 교정해 그 수치를 낮추는 데 노력해야 한다.

최근 급격히 늘어나는 스마트폰 사용률도 뇌 건강에는 악재다. 전자파는 뇌에 좋지 않다. 엘리베이터 같은 폐쇄된 공간이나 지하철 같이 다수의 사람이 있는 공간에서는 가급적 쓰지 말고 잘 때는 가까운 곳에 스마트폰을 두지 않는 것이 좋다.

그리고 뇌손상을 줄여야 한다. 머리에 지속적인 타격을 받은 레슬링 선수나 권투 선수가 치매에 많이 걸린다는 연구가 있듯 뇌의 작은 충격도 큰 여파를 불러올 수 있다.

'이'는 치아 건강이다. 밥을 먹을 때는 30분 이상 잘 씹어서 넘기는 게 중요하다. 기억의 중추인 해마는 우리가 잘 씹을수록 두터워지고 기능이 좋아진다. 꼭꼭 씹어 먹는 게 기억력 손상을 막아준다는 의미다. 이가 빠져서 잘 씹지 못하는 사람의 치매 발병률은 정상 치아를 가진 사람에 비해 두 배 높다. 치주염이 있는 노인은 그렇지 않은 노인보다 발병률이 9배 높다는 보고도 있다.

'자'는 잠을 잘 자자는 말이다. 상당히 많은 연구 결과가 뇌 건강에서 숙면의 중요성을 강조하고 있다. 수면 장애가 지속되면 뇌 크기가 줄어들고 60세 이상이 되면 수면 장애와 뇌 크기의 상관관계가 더욱 뚜렷해진다. 뇌의 위축은 자연히 치매로 이어진다.

나이가 들면 새벽부터 일어나기 쉽다. 잠을 잘 자야 뇌 속에 독성 물질을 배출해 치매의 위험을 감소시킬 수 있다. 치매를 예방하려는 사람이든 치매 환자든 햇볕을 쬐어 정상적인 호르몬이 흐르게 하는 것은 중요하다. 따라서 낮에 햇빛 아래에서 활동하고 밤에는 푹 자는 일반적인 생활 패턴으로 유지, 관리해야 한다.

잠은 무엇보다 첫잠 90분이 중요하다. 이때가 꿈이 없는 가장 깊은 수면을 취할 때이기 때문이다. 첫잠을 잘 자면 뇌 피로 회복에 큰 효과가 있다. 잠을 잘 자기 위해서 침실은 어둡고 조용하게 유지하고, 취침 시간과 기상 시간을 일정하게 하면서, 낮에는 30분 정도 햇볕을 쬐고 운동을 하는 것이 좋다. 그래야 밤에 몸이 이완되며 잠에 잘 들 수 있기 때문이다.

진인사대천명고

서울아산병원 신경과 이재홍 교수가 건네는 치매 예방법 **'진인사대천명고'**의 맥락도 다르지 않다. '진'땀나게 운동을 하고, '인'정사정 없이 담배를 끊고, '사'회활동을 하면서 긍정적인 사고를 하고, '대'내외 활동을 적극적으로 하고 '천'박하게 술 마시지 말며 '명'에 이로운 음식으로 식사를 하고 '고'지혈증, 고혈압, 고혈당증 같은 혈관성 위험 인자를 일찍 발견하고 조절하는 것이 치매 예방에 중요하다는 이야기다.

에필로그

〈생로병사의 비밀〉 제작진은 치매 환자에 대한 우리나라 시민들의 인식을 알아보기 위해 간단한 실험을 진행한 바 있습니다. 치매 환자 역할을 연기하는 배우가 치매 환자 인식표를 붙이고 사람이 많이 다니는 거리를 배회하게 한 후 그 반응을 지켜보는 실험이었습니다. 결과는 충격적이었습니다. 서울에서 유동 인구가 가장 많은 명동 한복판에서 1시간 넘게 치매 노인이 배회를 했으나 거리의 상인이나 행인 모두 힐끗 쳐다보기만 할 뿐 도움을 주기 위해 다가오는 사람은 아무도 없었습니다. 제작진의 예상을 훌쩍 뛰어넘는 치매 노인에 대한 무관심한 대중의 모습은 매우 충격적이지만 받아들여야만 하는 안타까운 현실이었습니다. 실제로 치매 환자에 대한 중앙치매센터의 인식도 조사에 따르면 많은 사람들이 치매 노인과의 접촉을 꺼리거나 피한다는 응답이 92점 정도로 높은 점수를 기록했습니다. 물론 예상치 않게 치매 환자를 직접 마주치게 된다면 당황스러울 수 있습니다. 그렇다면, 거리에서 치매 환자로 생각되는 사람을 만나면 어떻게 해야 할까요? 일단 자연스럽게 다가가서

슬쩍 말을 걸어보길 권해드립니다. 건강한 사람이라면 바로 도움이 필요하다고 이야기하겠지만 치매 환자는 부자연스럽고 엉뚱한 반응을 보일 수 있습니다. 특별한 위험이 느껴지지 않는다면 그 상태로 대화를 자연스럽게 이어가면서 몸을 살펴보는 방법을 추천합니다. 상당수의 치매 환자는 배회 방지 인식표를 옷에 부착하거나 지자체에서 발행하는 팔찌 등을 차고 있습니다. 이러한 인식표를 통해 치매 환자 여부를 파악할 수 있는데, 길을 잃은 것으로 보이는 등 도움이 필요하다는 게 확인이 된다면 무리하게 상대의 인신을 보호하려고 하기보다는 112에 신고를 해 경찰의 도움을 받는 것을 추천합니다. 매우 간단한 요령이지만, 적절한 대처법을 숙지하고 있는 사람들은 생각보다 많지 않습니다.

우리 사회에서 치매를 바라보는 불편한 시선은 치매를 호칭하는 단어에서도 엿볼 수 있습니다. 해외에서는 치매를 디멘시아 Dementia 즉, 인지증, 실지증 등 가능한 부정적인 어감이 없는 단어로 바꿔 부릅니다. 하지만 우리가 부르는 '치매癡呆'는 한자로 어리석을 치癡, 어리석을 매呆를 사용합니다. 어리석고도 어리석다는 뜻입니다. 과연 자칫 부정적인 이미지와 편견을 조장할 수도 있는 의미를 담은 단어를 언제까지 써야 할까요? 과거 '정신분열증'이 '조현병'으로 명칭이 바뀌었듯이 어리석다는 뜻의 치매라는 용어를 '인지 장애'나 '인지저하증' 등 다른 말로 대체하는 것이 치매에 대한 올바른 인식의 출발점이자 함께 살아가고 이겨내기 위한 공동체의 바람직한 모습이라 생각합니다. 뿐만 아니라, 다양한 인식 개선 활동과 교육, 홍보를 통해 치매 친화적 사회를 만들어 간다면 더없이 바람직한 사회의 모습은 아닐지 고민해봅니다.

일본은 치매에 대해 일정한 교육을 국가에서 제공하고 이 교육을 수료한 사람을 '치매 파트너'로 임명하고 치매 파트너임을 표시하는 주황색 팔찌를 차고 다니는 제도가 있습니다. 이런 '치매 파트너'들은 일상에서 치매 환자와 가족을 이해하고 배려하는 동반자로서 일본 사회가 치매를 극복하는 데 매우 중요한 가교 역할을 하고 있습니다. 우리나라 역시 중앙치매센터 치매 파트너 홈페이지 https://partner.nid.or.kr에서 가입 신청 후 온라인 교육을 30분 이수하면 이 자격을 얻을 수 있습니다. 이 제도가 중요한 이유는 최소한의 노력으로 사회를 변화시킬 수 있는 순기능이 많기 때문입니다.

물론, 치매 파트너에서 제공하는 짧은 교육만으로 치매에 대한 깊은 지식을 얻을 수는 없습니다. 오히려 치매에 대한 최소한의 이해를 토대로 치매 환자를 편견을 갖지 말고 있는 그대로 바라보자는 의미가 더 큽니다. 이런 노력과 관심은 치매 환자에 대한 막연한 두려움과 거부감 등 부정적 편견을 줄이고 도움을 줘야만 하는 불편한 존재가 아닌 함께 살아가야 하는 공동체의 구성원으로 받아들이게 하는 열린 마음을 갖게 도와줍니다.

만약 이렇게 관심을 가지고 지켜봐 주고 묵묵히 응원해 주는 사람들이 하나둘 많아진다면, 장기적으로 인식 변화는 물론 공동체의 힘으로 치매를 극복하는 일도 가능해질 것으로 보입니다.

WHO 발표에 따르면 전 세계 치매 인구는 3초마다 1명, 해마다 대략 천만 명씩 증가해 2030년에는 8,200만 명, 2050년에는 현재보다 3배 넘는 1억5,200만 명에 이를 것으로 추산됩니다. 이렇게 급증하는 암울한 현실 속에 그나마 고무적인 것은 전 세계적으로 치매를 정복하고자 하는 의학계와 과학계의 노력이 무척 활발히 전개되고 있다는 점입니다. 유전자를 분석하거나 뇌 MRI 영상을 기반으로 쉽고 저렴하게 치매를 판독하는 등 인공 지능을 활용한 치매 진단 및 예방법이 고안되고 있고 가상현실과 로봇 등 미래 첨단 기술을 활용한 다양한 치료법과 재활법들이 속속 등장하고 있습니다. 최근 전 세계적으로 가장 각광받고 있는 마이크로바이옴 연구를 통한 치매 치료제 연구도 활발히 진행 중이라고 합니다. 결국 언젠가는 최근 발표된 조건부 승인이 아닌 완벽한 치매 치료제가 나오는 것도 충분히 가능해 보입니다. 하지만 안타깝게도 아직은 희망일 뿐입니다. 우리가 살아가고 있는 '오늘'에 완벽하게 치매를 막거나 치료할 수 있는 약은 없습니다. 분명 언젠가는 치매를 치료할 수 있는 날이 오겠지만 모두의 바람과 희망처럼 빨리 오지는 않을 것 같습니다. 현시점에서 우리 사회가 가질 수 있는 최선의 약은 애초에 걸리지 않는 것 즉 '예방'입니다.

〈생로병사의 비밀〉 제작진은 다양한 사례 취재와 검증을 통해 '치매'도 '끝날 때까지 결코 끝난 게 아니다'라는 것을 확인할 수 있었고 치매를 이겨낼 수 있는 희망의 단초들을 엿볼 수 있었습니다. 건강한 생활 습관, 인간에 대한 관심과 존중, 충분한 육체적, 정신적 운동, 치매 조기 진단과 시의적절한 치료, 공동체를 통한 어울림 등 마음먹기에 따라 충분히 생활 속에서 충분히 실천할 수 있는 것들이었습니다. 어쩌면 우리는 치매를 이기는 법들을 이미 알고 있었을지도 모르겠습니다. 하지만 아는 것과 실천하는 것은 전혀 다른 일입니다. 치매를 이기는 진정한 힘은 치매를 이기려는 관심과 지속적인 노력에서 비롯됩니다.

100세 시대를 넘어 자칫하면 120세까지 사는 시대입니다. 노년의 긴 시간 동안 치매 없이 건강한 삶을 살고 싶다면 지금 당장 본인의 삶을 점검하고 되돌아볼 필요가 있습니다. 그리고 자신의 지난 삶을 바꾸는 '혁명'이 필요합니다. 어제와는 전혀 다른 생활 습관과 꾸준한 노력들이 하나둘 모여서 치매 없는 사회, 치매를 이기는 기적을 만들어 낼 것입니다.

치매 없이 건강하게 살기 위한 여러분의 꿈과 노력을 응원합니다.
아직 희망은 있습니다.
감사합니다.

슬기로운 치매생활 안내서

치매안심센터는 치매국가책임제에 따라 치매에 대한 상담과 조기 검진, 서비스 연결 등을 총괄하는 기관이다. 어르신의 인지 건강 상태에 따라 요구되는 다양한 서비스를 맞춤형으로 받을 수 있다. 치매가 걱정되는 노인과 보호자, 치매 환자 등 누구나 이용이 가능하다.
(홈페이지 www.ansim.nid.or.kr 콜센터 1899-9988)

• 치매 예방교실
각 센터별로 건강한 어르신을 위한 치매 예방교실과, 치매에 걸릴 위험이 높으신 어르신을 위한 인지 강화 프로그램을 제공한다. 예를 들어 서대문구 치매안심센터의 치매 예방교실에서는 신바람 노래교실이나 힐링 댄스, 노래 체조교실, 문화 공연 등 다양한 강좌가 준비되어 있으며 주민센터에 직접 방문해 신청을 받아 수업을 진행할 수 있다.

• 치매 조기검진
조기에 발견해 적절히 치료하면 진행을 지연시키거나 증상을 호전시킬 수 있는 치매는 조기검진이 중요하다. 만 60세 이상일 경우 1단계 선별검사는 무료로 받을 수 있으며 선별검사에서 인지 저하로 판명된 경우 2단계 진단검사를 통해 전문의 진료와 함께 신경인지검사를 진행한다(무료). 진단검사를 통해 치매를 진단받았다면 3단계 감별검사에서 혈액 검사, 뇌 영상 촬영 등을 진행하는데, 다만 이때는 소득 수준이 중위소득 120% 이하인 노인의 경우에 무료로 진행이 가능하며 그 이외의 경우에는 병원에 따라 병원비의 30~60% 정도 개인부담금이 발생할 수 있다.

• 조호물품 제공
치매 환자의 상태에 따라 돌봄에 필요한 물품(기저귀, 방수 매트 등)을 무상 공급 또는 대여하여, 가족의 경제적 부담을 줄일 수 있도록 도와드리는 서비스다.

• 맞춤형 사례관리
치매 지원서비스에 대한 교육이나 정보 제공만으로는 상황을 개선할 수 없는 치매 환자를 위하여 치매 지원서비스를 적극적으로 제공 및 연계한 돌봄 서비스를 제공한다.

• 쉼터
치매 환자의 인지 기능 악화를 방지하기 위한 인지재활 프로그램을 제공하고, 사회적 접촉 및 교류를 증진시킬 수 있도록 돕는다.

• 실종노인 발생 예방 및 찾기
실종 위험이 있는 치매 환자의 실종을 예방하고 실종되더라도 최대한 신속하고 무사하게 가정으로 복귀할 수 있도록 지원하기 위한 여러 방안이 마련되어 있다. 예방책으로는 배회 가능 어르신 인식표 및 보호자 보관용 실종대응카드를 배포한다. 실종 위험이 있는 치매 환자 및 만 60세 이상 어르신의 옷에 신원을 확인할 수 있는 인식표를 부착한다. (인식표에는 어르신별로 고유번호를 부여) 발급대상자의 주민등록상 주소지 치매안심센터에서 신청한다. 찾기를 위한 방안으로는 GPS형 배회감지기와 매트형 배회감지기를 배포한다. GPS형 배회감지기는 수급자가 착용하거나 소지품 등에 부착하여 사용하는 형태로 위성 신호를 이용하여 수급자의 위치를 보호자에게 알려주는 방식이다. 매트형 배회감지기는 수급자의 침대

밑이나 현관에 깔아 놓고 밟으면 램프 등 알림이 울려 보호자에게 알려주는 방식이다. 노인장기요양보험 수급자 중 복지용구 급여확인서에 배회감지기가 이용 가능으로 표시된 수급자가 복지용구 사업소에 신청해 이용할 수 있다. 또 치매 환자의 지문과 사진, 기타 정보를 미리 등록해 두었다가 실종 후 발견 시 등록된 자료를 이용해 신속하게 복귀할 수 있도록 지원하는 서비스인 사전등록제도를 활용할 수 있다. 치매 환자 누구나 치매안심센터나 집 근처 가까운 경찰서, 지구대, 파출소에서 신청할 수 있다.

• 치매 환자 가족 상담과 동반 치매 환자 보호서비스

치매 환자 가족 상담을 통해 가족이 느끼는 치매 환자 돌봄에 대한 부담을 파악하고, 이 부담을 줄일 수 있도록 적절한 서비스를 연결한다. 치매 환자를 보살피기 위해 애쓰는 모든 가족에게 치매 환자와 함께 잘 지내기 위한 올바른 지식과 돌보는 지혜를 제공하는 것이 목적이다.

'헤아림 가족교실'에서는 치매 환자 가족들이 꼭 알아야 할 치매 관련 최신 정보와 돌보는 지혜를 제공하여 가족의 돌봄 역량을 향상해준다. '헤아림 자조모임'은 치매 환자를 돌보는 가족들이 서로 지혜를 나누고 격려하는 모임이다. 치매 상담콜센터 자조모임 전담 상담사를 통해 24시간, 365일 맞춤형 상담을 받을 수 있다. 치매 환자 가족이 가족교실, 자조모임 등 치매안심센터의 가족지원 서비스를 이용하는 동안 치매안심센터에서 치매 환자를 보호해주는 동반 치매 환자 보호 서비스도 제공한다.

• 치매공공후견사업

성년후견제도를 통해 의사결정능력 부족으로 어려움을 겪고 있는 치매 환자의 의사결정을 지원한다. 성년후견제도란 치매 환자와 같이 정신적 어려움(인지 기능 저하, 판단력 장애 등)으로 본인 스스로 의사결정을 할 수 없는 경우, 가정법원의 결정으로 후견인이 선정되거나 향후 치매로 인해 의사능력이 저하될 것에 대비하여 정상적인 의사능력이 있을 때 신뢰할 수 있는 사람과 후견 계약을 체결하여 임의후견인을 통해 지원받게 되는 제도다. 이를 통해 각종 계약 체결, 재산 관리(통장 관리), 의료 및 사회복지서비스 이용, 신상 보호(병원 입원 또는 시설 입소) 등 사회생활에서 필요한 법률행위 사무 처리를 후견인을 통해 지원받게 된다. 치매 등으로 인한 의사 결정 능력 저하로 어려움이 있는 사람이라면 신청할 수 있다.

전국 치매안심센터 정보 *2021년 8월 기준

서울특별시(25개)

강남구 치매안심센터
서울 강남구 선릉로108길 27 (삼성동, 강남구치매지원센터)
☎:02-568-4203

강동구 치매안심센터
서울 강동구 성내로 45 (성내동, 강동구보건소)
☎: 02-489-1130

강북구 치매안심센터
서울 강북구 삼양로19길 154 (미아동, 강북구보건소 삼각산분소)
☎: 02-991-9830

강서구 치매안심센터
서울 강서구 화곡로 371 (등촌동)
☎: 02-3663-0943

관악구 치매안심센터
서울 관악구 관악로 145 (봉천동, 관악구청)
☎: 02-879-4910

광진구 치매안심센터
서울 광진구 긴고랑로 110 (중곡동, 중곡종합건강센터)
☎: 02-450-1381

구로구 치매안심센터
서울 구로구 디지털로 243 (구로동, 지하이시티 2층)
☎: 02-2612-7041~4

금천구 치매안심센터
서울 금천구 시흥대로123길 11 (독산동, 독산1동주민센터)
☎: 02-3281-9082

ㄴ
노원구 치매안심센터
서울 노원구 노해로 437 (상계동, 노원구청)
☎: 02-911-7778

ㄷ
도봉구 치매안심센터
서울 도봉구 마들로 650 (방학동, 도봉월드상가)
☎: 02-955-3591

동대문구 치매안심센터
서울 동대문구 홍릉로 81 (청량리동)
☎: 02-957-3062

동작구 치매안심센터
서울 동작구 남부순환로 2025 (사당동, 노인건강증진센터)
☎: 02-598-6088

ㅁ
마포구 치매안심센터
서울 마포구 대흥로 122 (대흥동, 치매지원센터)
☎: 02-3272-1578

ㅅ
서대문구 치매안심센터
서울 서대문구 연희로 290 (홍은동, 서대문보건소별관우리들)
☎: 02-379-0183

서초구 치매안심센터
서울 서초구 염곡말길 9 (염곡동, 내곡동종합시설)
☎: 02-591-1833

성동구 치매안심센터
서울 성동구 왕십리로5길 3 (성수동1가, 성수1가제2동 공공복합청사)
☎: 02-499-8071

성북구 치매안심센터
서울 성북구 화랑로 63 (하월곡동, 성북구보건소)
☎: 02-918-2223

송파구 치매안심센터
서울 송파구 충민로 184 (장지동, 구립송파노인요양센터)
☎: 02-2147-5050

ㅇ
양천구 치매안심센터
서울 양천구 남부순환로 407 (신월동)
☎: 02-2698-8680

영등포구 치매안심센터
서울 영등포구 당산로29길 9 (당산동 3가)
☎: 02-831-0855

용산구 치매안심센터
서울 용산구 녹사평대로 150 (이태원동, 용산구종합행정타운)
☎: 02-790-1541

은평구 치매안심센터
서울 은평구 연서로34길 11 (불광동, 보건분소)
☎: 02-388-8233

ㅈ
종로구 치매안심센터
서울 종로구 평창문화로 50 (평창동, 종로구치매안심센터)
☎: 02-3675-9001

중구 치매안심센터
서울 중구 청구로8길 22 (신당동, 신당1동어린이집)
☎: 02-2238-3400

중랑구 치매안심센터
서울 중랑구 봉화산로 190 (신내동, 신내2동 관상복합청사)
☎: 02-435-7540

경기도(46개)

가평군 치매안심센터
경기 가평군 가평읍 가화로 155-18 (읍내리, 가평군보건소)
☎: 031-580-2849

고양시 덕양구 치매안심센터
경기 고양시 덕양구 마상로126번길 73 (주교동, 보은빌딩)
☎: 031-8075-4800

고양시 일산동구 치매안심센터
경기 고양시 일산동구 중앙로 1228 (마두동, KT고양지사)
☎: 031-8075-4850

고양시 일산서구 치매안심센터
경기 고양시 일산서구 고양대로 688 (일산동)
☎: 031-8075-4872

과천시 치매안심센터
경기 과천시 관문로 69 (중앙동, 과천시청)
☎: 02-2150-3572

광명시 치매안심센터
경기 광명시 오리로 613 (하안동, 광명시보건소)
☎: 02-2680-6546

광주시 치매안심센터
경기 광주시 초월읍 경충대로 1009-40 (쌍동리, 초월보건지소)
☎: 031-760-8725

구리시 치매안심센터
경기 구리시 건원대로34번길 84 (인창동, 구리보건소)
☎: 031-550-8313

군포시 치매안심센터
경기 군포시 군포로 522 (당동, 군포새마을금고)
☎: 031-389-4989

김포시 치매안심센터
경기 김포시 사우중로73번길 52 (북변동, 래미안프라자)
☎: 031-980-5453~4

남양주시 남양주 치매안심센터
경기 남양주시 와부읍 덕소로71번길 5 (덕소리 458-3)
☎: 031-590-8700

남양주시 풍양 치매안심센터
경기 남양주시 진접읍 금강로 1509-26 (장현리, 진접읍사무소)
☎: 031-590-8381

동두천시 치매안심센터
경기 동두천시 거북마루로 49 (생연동)
☎: 031-860-3395

부천시 소사 치매안심센터
경기 부천시 양지로 134 (옥길동, 부천옥길엘에이치1단지)
☎: 032-625-9871

부천시 오정 치매안심센터
경기 부천시 성오로 172 (오정동)
☎: 032-625-9881

부천시 원미 치매안심센터
경기 부천시 길주로 410 (춘의동, 부천시치매안심센터)
☎: 032-625-9840

ㅅ
성남시 분당구 치매안심센터
경기 성남시 분당구 내정로94 (정자동, 한솔마을 주공7단지아파트) 711동 1층
☎: 031-729-4053

성남시 수정구 보건소치매안심센터
경기 성남시 수정구 수정로 218 (신흥동, 수정구보건소)
☎: 031-729-3879

성남시 중원구 치매안심센터
경기 성남시 중원구 상대원1동 금상로 137
☎: 031-739-3030

수원시 권선구 치매안심센터
경기 수원시 권선구 탑동 910
☎: 031-228-6969

수원시 영통구 치매안심센터
경기 수원시 영통구 영통로 396 (영통동, 영통구보건소)
☎: 031-228-8447

수원시 장안구 치매안심센터
경기 수원시 장안구 송원로 101 (조원동, 장안보건소)
☎: 031-228-5151

수원시 팔달구 치매안심센터
경기 수원시 팔달구 팔달산로 6 (교동, 팔달구보건소)
☎: 031-228-7794

시흥시 치매안심센터
경기 시흥시 호현로 55 (대야동) 시흥보건소 5층
☎: 031-310-5857

안산시 단원구 보건소 치매안심센터
경기 안산시 단원구 화랑로 250, 단원보건소 3층
☎: 031-481-6541

안산시 상록구 치매안심센터
경기 안산시 상록구 차돌배기로1길 5 (사동, 상록수보건소)
☎: 031-481-5857

안성시 치매안심센터
경기 안성시 강변로74번길 18 (도기동, 안성시보건소)
☎: 031-678-3002

안양시 동안구 치매안심센터
경기 안양시 동안구 관악대로 375 (관양동)
☎: 031-8045-6804

안양시 만안구 치매안심센터
경기 안양시 만안구 문예로 48 (안양동, 만안구보건소)
☎: 031-8045-3038

양주시 치매안심센터
경기 양주시 화합로1426번길 90 (덕정동)
☎: 031-8082-7147

양평군 치매안심센터
경기 양평군 양평읍 중앙로111번길 34-21 (공흥리, 양평군 치매안심센터 및 정신건강복지센터)
☎: 031-771-5773

여주시 치매안심센터
경기 여주시 여흥로160번길 12 (상동)
☎: 031-887-3685

연천군 치매안심센터
경기 연천군 전곡읍 은대성로 95 (은대리, 연천군보건의료원)
☎: 031-839-4161

오산시 치매안심센터
경기 오산시 경기동로 59 (오산동, 오산시보건소)
☎: 031-8036-6611

용인시 기흥구 치매안심센터
경기 용인시 기흥구 신갈로58번길 11 (신갈동, 신갈동주민센터 및 기흥구보건소)
☎: 031-324-6961

용인시 수지구 치매안심센터
경기 수지구 문정로 20 농협건물 3층
☎: 031-324-8541~8547

용인시 처인구 치매안심센터
경기 용인시 처인구 중부대로 1199 (삼가동, 용인시청)
☎: 031-324-2700~11

의왕시 치매안심센터
경기 의왕시 오봉로 34 (고천동, 의왕시보건소)
☎: 031-345-3852

의정부시 치매안심센터
경기 의정부시 범골로 128 (의정부동)
☎: 031-870-6144

이천시 치매안심센터
경기 이천시 증신로153번길 13 (증포동, 이천시보건소)
☎: 031-644-4007

파주시 치매안심센터
경기 파주시 조리읍 봉천로 68 (봉일천리, 파주시건강증진센터)
☎: 031-940-3740

평택시 송탄 치매안심센터
경기 평택시 경기대로 1366 (송탄보건소 옆)
☎: 031-8024-7300

평택시 치매안심센터
경기 평택시 중앙1로56번길 25 (비전동)
☎: 031-8024-4403

포천시 치매안심센터
경기 포천시 삼육사로2186번길 11-15 (선단동)
☎: 031-538-4831

하남시 치매안심센터
경기 하남시 미사강변대로 200 (망월동)
☎: 031-790-6254

화성시 치매안심센터
경기 화성시 향남읍 상신초교길 52 (상신리)
☎: 031-5189-6649

인천광역시(10개)

인천광역시 강화군 치매안심센터
인천 강화군 강화읍 충렬사로 26-1 (남산리)
☎: 032-930-4057

인천광역시 계양구 치매안심센터
인천 계양구 계산새로 88 (계산동, 계양구청)
☎: 032-430-7867

인천광역시 남동구 치매안심센터
인천 남동구 소래로 633 (만수동, 남동구청)
☎: 032-453-5912

인천광역시 동구 치매안심센터
인천 동구 송림로 113 송영빌딩 2층
☎: 032-772-6307

인천광역시 미추홀구 치매안심센터
인천 미추홀구 한나루로 604 (도화동, 롯데오피스텔)
☎: 032-728-6520

인천광역시 부평구 치매안심센터
인천 부평구 부흥로 291 (부평동, 부평구보건소)
☎: 032-509-1301

인천광역시 서구 치매안심센터
인천 서구 봉오재3로94번길 11 (가정동, MK타워) 5층
☎: 032-718-0630

인천광역시 연수구 치매안심센터
인천 연수구 예술로20번길 15 (선학동)
☎: 032-749-8951

인천광역시 옹진군 치매안심센터
인천 옹진군 백령면 백령로833번길 26-29 (북포리, 백령보건지소)
☎: 032-899-3670

인천광역시 중구 치매안심센터
인천 중구 참외전로72번길 21 (전동, 중구보건소)
☎: 032-760-6063~8

강원도(18개)

ㄱ

강릉시 치매안심센터
강원 강릉시 남부로17번길 38 (내곡동, 강릉시보건소)
☎: 033-660-3049

고성군 치매안심센터
강원 고성군 간성읍 수성로 30
☎: 033-680-3798

ㄷ

동해시 치매안심센터
강원 동해시 발한로 227 (발한동, 묵호건강증진센터)
☎: 033-530-2426

ㅅ

삼척시 치매안심센터
강원 삼척시 척주로 76 (남양동, 삼척시보건소)
☎: 033-570-4663

속초시 치매안심센터
강원 속초시 수복로 36 (교동, 속초시보건소)
☎: 033-639-2926

ㅇ

양구군 치매안심센터
강원 양구군 양구읍 관공서로 42
☎: 033-480-2798

양양군 치매안심센터
강원 양양군 양양읍 양양로 9-5 (연창리, 양양군보건소)
☎: 033-670-2937

영월군 치매안심센터
강원 영월군 하송로 46-43
☎: 033-370-2774

원주시 치매안심센터
강원 원주시 지니기길 11-20 (무실동, 치매안심센터)
☎: 033-737-4542

인제군 치매안심센터
강원 인제군 인제읍 인제로140번길 34 (남북리, 인제보건소)
☎: 033-460-2523

ㅈ

정선군 치매안심센터
강원 정선군 정선읍 녹송로 33
☎: 033-560-2914

ㅊ

철원군 치매안심센터
강원 철원군 갈말읍 군탄로 16
☎: 033-450-5105

춘천시 치매안심센터
강원 춘천시 스무숲길 4-46
☎: 033-250-4579

ㅌ

태백시 치매안심센터
강원 태백시 태백로 905 (황지동, 보건소)
☎: 033-550-3042

ㅍ

평창군 치매안심센터
강원 평창군 평창읍 종부로 61 (종부리)
☎: 033-330-4900

ㅎ

홍천군 치매안심센터
강원 홍천군 홍천읍 홍천로1길 9 (희망리)
☎: 033-430-4032

화천군 치매안심센터
강원 화천군 화천읍 강변로 111 (중리, 화천군보건의료원)
☎: 033-440-2834

횡성군 치매안심센터
강원 횡성군 횡성읍 횡성로 379 (읍하리, 횡성보건소)
☎: 033-340-5653

충청남도(16개)

계룡시 치매안심센터
충남 계룡시 장안로 54 (금암동, 계룡시보건소)
☎: 042-840-3681

공주시 치매안심센터
충남 공주시 옛군청뒷길 8 (교동)
☎: 041-840-8811

금산군 치매안심센터
충남 금산군 금산읍 비범1길 5 (중도리, 치매안심센터)
☎: 041-750-4171

논산시 치매안심센터
충남 논산시 논산대로 408 (관촉동)
☎: 041-746-6921

당진시 치매안심센터
충남 당진시 서부로 56 (채운동, 당진시보건소)
☎: 041-360-6075

보령시 치매안심센터
충남 보령시 대천로 119 (죽정동)
☎: 041-930-6871

부여군 치매안심센터
충남 부여군 부여읍 성왕로 205 (구아리, 부여군보건소)
☎: 041-830-8740

서산시 치매안심센터
충남 서산시 호수공원6로 6 (예천동, 서산시보건소)
☎: 041-661-6598

서천군 치매안심센터
충남 서천군 서천읍 사곡길 20-2 (군사리)
☎: 041-950-6741

아산시 치매안심센터
충남 아산시 번영로216번길 18 (모종동, 아산시보건소)
☎: 041-537-3452

예산군 치매안심센터
충남 예산군 예산읍 군청로 22 (예산리, 예산군청)
☎: 041-339-6122

천안시 동남구 치매안심센터
충남 천안시 동남구 버들로 40 (문화동, 동남구보건소.교통정보센터)
☎: 041-521-3343

천안시 서북구 치매안심센터
충남 천안시 서북구 서부8길 29 (성정동, 성정2동 행정복지센터)
☎: 041-521-5740

청양군 치매안심센터
충남 청양군 청양읍 칠갑산로7길 54 (읍내리, 청양군보건의료원)
☎: 041-940-4551

태안군 치매안심센터
충남 태안군 태안읍 서해로 1952-16 (평천리, 태안군보건의료원)
☎: 041-671-5228

홍성군 치매안심센터
충남 홍성군 홍성읍 문화로 106 (오관리, 홍성군보건소)
☎: 041-630-9766

대전광역시(5개)

대전광역시 대덕구 치매안심센터
대전 대덕구 동춘당로 187 (법동, 법2동주민센터)
☎: 042-608-5426

대전광역시 동구 치매안심센터
대전 동구 현암로 22 (삼성동)
☎: 042-621-6011

대전광역시 서구 치매안심센터
대전 서구 둔산서로 100 (둔산동, 서구청)
☎: 042-288-4470

대전광역시 유성구 치매안심센터
대전 유성구 박산로 177 (구암동)
☎: 042-611-5018

대전광역시 중구 치매안심센터
대전 중구 중앙로 100 (대흥동, 중구청 제3별관 1층)
☎: 042-288-8180

충청북도(14개)

괴산군 치매안심센터
충북 괴산군 괴산읍 동진천길 43 (동부리, 괴산군보건소)
☎: 043-830-2392

단양군 치매안심센터
충북 단양군 단양읍 수변로 83 (도전리, 단양군노인회관)
☎: 043-420-3312

보은군 치매안심센터
충북 보은군 보은읍 임업길 22 (삼산리, 치매안심센터)
☎: 043-540-5642

영동군 치매안심센터
충북 영동군 영동읍 반곡동길 7 (매천리, 영동군보건소)
☎: 043-740-5946

옥천군 치매안심센터
충북 옥천군 옥천읍 가화4길 18 (금구리, 옥천군 치매안심센터)
☎: 043-730-2158

음성군 치매안심센터
충북 음성군 음성읍 중앙로 49 (읍내리, 음성보건소)
☎: 043-871-2971

제천시 치매안심센터
충북 제천시 의림대로 242 (청전동)
☎: 043-641-3025

증평군 치매안심센터
충북 증평군 증평읍 보건복지로 64-1 (내성리, 증평군보건소)
☎: 043-835-4783

진천군 치매안심센터
충북 진천군 덕산읍 연미로 29 (두촌리)
☎: 043-539-7782

청주시 상당구 치매안심센터
충북 청주시 상당구 남일면 단재로 480 (효촌리)
☎: 043-201-4300

청주시 서원구 치매안심센터
충북 청주시 서원구 구룡산로 235 (수곡동, 위너스빌딩)
☎: 043-201-3720

청주시 청원구 치매안심센터
충북 청주시 청원구 오창읍 과학산업3로 238 (각리, 청원보건소)
☎: 043-201-4361

청주시 흥덕구 치매안심센터
충북 청주시 흥덕구 비하로12번길 42 (비하동)
☎: 043-201-4320

충주시 치매안심센터
충북 충주시 사직산21길 34 (문화동, 충주시 건강복지타운)
☎: 043-850-1791

세종특별자치시(1개)

세종특별자치시 치매안심센터
세종 조치원읍 건강길 16 (교리, 세종특별자치시보건소)
☎: 044-301-2311~2318

부산광역시(16개)

부산광역시 강서구 치매안심센터
부산 강서구 낙동북로102번길 76 (강동동, 강동보건지소)
☎: 051-970-2610

부산광역시 금정구 치매안심센터
부산 금정구 중앙대로 1777 (부곡동, 금정구청)
☎: 051-519-5647

부산광역시 기장군 치매안심센터
부산 기장군 정관읍 용수로 11 (용수리, 정관보건지소)
☎: 051-709-2982

부산광역시 남구 치매안심센터
부산남구 수영로 155 (대연동, 부산광역시남구치매안심센터)
☎: 051-607-3781

부산광역시 동구 치매안심센터
부산 동구 구청로 14 (수정동, 동구보훈회관)
☎: 051-440-6441

부산광역시 동래구 치매안심센터
부산 동래구 명륜로187번길 56 (명륜동, 동래구보건소)
☎: 051-550-6707

부산광역시 부산진구 치매안심센터
부산 부산진구 새싹로 253 (초읍동)
☎: 051-605-6107

부산광역시 북구 치매안심센터
부산 북구 덕천동 139-3
☎: 051-309-5281

부산광역시 사상구 치매안심센터
부산 사상구 감전동 학감대로 242
☎: 051-310-4853

부산광역시 사하구 치매안심센터
부산 사하구 까치고개로 50-10 (실버힐링센터 2-3층)
☎: 051-220-5971~5

부산광역시 서구 치매안심센터
부산 서구 구덕로 127 (토성동5가)
☎: 051-240-4912

부산광역시 수영구 치매안심센터
부산 수영구 수영로 637-5 (광안동, 수영구보건소)
☎: 051-610-4901

부산광역시 연제구 치매안심센터
부산 연제구 거제시장로22번길 70 (거제동)
☎: 051-665-5460~8,5470

부산광역시 영도구 치매안심센터
부산 영도구 태종로 423 (청학동, 영도구청)
☎: 051-419-4935

부산광역시 중구 치매안심센터
부산 중구 흑교로 48 (보수동1가)
☎: 051-600-4688

부산광역시 해운대구 치매안심센터
부산 해운대구 양운로37번길 59 (좌동, 해운대구보건소)
☎: 051-749-0770

울산광역시(5개)

울산광역시 남구 치매안심센터
울산 남구 삼산중로 132 (삼산동, 울산남구보건소)
☎: 052-226-2323

울산광역시 울주군 치매안심센터
울산 울주군 웅촌면 은현작동로 49 (검단리)
☎: 052-204-2878

울산광역시 동구 치매안심센터
울산 동구 봉수로 155 (화정동, 동구청)
☎: 052-209-4060

울산광역시 중구 치매안심센터
울산 중구 외솔큰길 225 (남외동, 중구보건소)
☎: 052-290-4366

울산광역시 북구 치매안심센터
울산 북구 산업로 1018 (연암동, 보건소)
☎: 052-241-8144

대구광역시(8개)

대구광역시 남구 치매안심센터
대구 남구 영선길 34 (대명동, 남구 보건소)
☎: 053-664-3703~3707

대구광역시 북구 치매안심센터
대구 북구 성북로 49 (침산동, 북구보건소)
☎: 053-665-4256

대구광역시 달서구 치매안심센터
대구 달서구 와룡로 106 (본리동, 달서구치매안심센터)
☎: 053-667-5771

대구광역시 서구 치매안심센터
대구 서구 비산동 42-107
☎: 053-663-3811

대구광역시 달성군 치매안심센터
대구 달성군 현풍읍 현풍중앙로 27 (하리)
☎: 053-668-3841

대구광역시 수성구 치매안심센터
대구 수성구 수성로 213 (중동, 수성구보건소)
☎: 053-666-3181

대구광역시 동구 치매안심센터
대구 동구 동촌로 79 (검사동, 동구보건소)
☎: 053-662-3218

대구광역시 중구 치매안심센터
대구 중구 태평로 45 (태평로3가, 중구보건소)
☎: 053-661-3911

경상북도(25개)

경산시 치매안심센터
경북 경산시 중방동 남매로 158
☎: 053-810-6435

경주시 치매안심센터
경북 경주시 봉황로 178 (성건동)
☎: 054-760-2950~2

고령군 치매안심센터
경북 고령군 대가야읍 왕릉로 56-5 (지산리, 고령군보건소)
☎: 054-950-7961

구미시 선산 치매안심센터
경북 구미시 선산읍 선주로 121 (동부리, 선산보건소)
☎: 054-480-4352

구미시 치매안심센터
경북 구미시 지산11길 8-1 (지산동, 구미치매안심센터)
☎: 054-480-4884

군위군 치매안심센터
경북 군위군 군위읍 군청로 70 (동부리, 군위군보건소)
☎: 054-380-7491

김천시 치매안심센터
경북 김천시 체육공원길 21 (지좌동, 치매안심센터)
☎: 054-421-2894

문경시 치매안심센터
경북 문경시 점촌1길 13 (점촌동)
☎: 054-550-8188

봉화군 치매안심센터
경북 봉화군 봉화읍 봉화로 1203 (내성리, 봉화군보건소)
☎: 054-679-6791

상주시 치매안심센터
경북 상주시 중앙로 111 (무양동, 상주시 의회청사)
☎: 054-537-6514

성주군 치매안심센터
경북 성주군 성주읍 성밖숲길 12 (경산리, 성주군보건소)
☎: 054-930-8191

안동시 치매안심센터
경북 안동시 보현로 12 (용상동)
☎: 054-840-5779

영덕군 치매안심센터
경북 영덕군 영덕읍 군청길 53 (덕곡리, 보건소)
☎: 054-730-6813

영양군 치매안심센터
경북 영양군 영양읍 동서대로 82
☎: 054-680-5890

영주시 치매안심센터
경북 영주시 영주로159번길 73 (영주동, 치매안심센터)
☎: 054-639-5733

영천시 치매안심센터
경북 영천시 문내동 옛군청1길 31
☎: 054-339-7845

예천군 치매안심센터
경북 예천군 예천읍 군청길 33 (노상리)
☎: 054-650-8100

울릉군 치매안심센터
경북 울릉군 울릉읍 울릉순환로 396-18 (도동리, 보건의료원)
☎: 054-790-6827

울진군 치매안심센터
경북 울진군 울진읍 읍내8길 61-8 (읍내리, 울진군보건소)
☎: 054-789-5025

의성군 치매안심센터
경북 의성군 의성읍 구봉길 228 (도서리, 의성군보건소)
☎: 054-830-6685

청도군 치매안심센터
경북 청도군 화양읍 산성강변길 472
☎: 054-370-2672~3

청송군 치매안심센터
경북 청송군 청송읍 의료원길 19 (금곡리, 청송보건의료원)
☎: 054-870-7330

칠곡군 치매안심센터
경북 칠곡군 왜관읍 관문로1길 30
☎: 054-979-8271

포항시 남구 치매안심센터
경북 포항시 남구 오천읍 남원로 43 (원리 896)
☎: 054-270-8901

포항시 북구 치매안심센터
경북 포항시 북구 삼흥로 98 (장성동, 포항시북구보건소)
☎: 054-270-8951

경상남도(20개)

거제시 치매안심센터
경남 거제시 거제중앙로13길 25 (고현동)
☎: 055-639-6226

거창군 치매안심센터
경남 거창군 거창읍 거함대로 3079 (송정리, 보건소)
☎: 055-940-7910

고성군 치매안심센터
경남 고성군 고성읍 중앙로 35 (성내리)
☎: 055-670-4851

김해시 치매안심센터
경남 김해시 분성로727번길 8-35 (지내동, 김해시동부지역치매안심센터)
☎: 055-320-5961

남해군 치매안심센터
경남 남해군 남해읍 선소로 6 (북변리, 남해군보건소)
☎: 055-860-8791

밀양시 치매안심센터
경남 밀양시 삼문중앙로 41 (삼문동, 밀양시보건소)
☎: 055-359-7086

사천시 치매안심센터
경남 사천시 중앙로 212 (벌리동)
☎: 055-831-5860

산청군 치매안심센터
경남 산청군 산청읍 중앙로 97 (지리, 산청군보건의료원)
☎: 055-970-7633~34, 36, 47~49

양산시 치매안심센터
경남 양산시 중앙로 7-32 (다방동, 보건복지센터)
☎: 055-392-5175

의령군 치매안심센터
경남 의령군 의령읍 의병로8길 16-1 (서동리, 항노화센터 및 치매안심센터)
☎: 055-570-4070

진주시 치매안심센터
경남 진주시 문산읍 월아산로 983 (삼곡리, 진주시여성회관)
☎: 055-749-5778

창녕군 치매안심센터
경남 창녕군 창녕읍 우포2로 1189-35
☎: 055-530-7503

창원시 마산 치매안심센터
경남 창원시 마산합포구 월영동북로 15 (해운동, 마산보건소)
☎: 055-225-5996

창원시 진해 치매안심센터
경남 창원시 진해구 중원동로 62 (중앙동, 서부보건지소)
☎: 055-225-6692

창원시 치매안심센터
경남 창원시 성산구 마디미로73번길 10 (상남동, 창원보건소 치매안심센터)
☎: 055-225-5748

통영시 치매안심센터
경남 통영시 안개4길 102 (무전동, 통영시치매안심센터)
☎: 055-650-6100

하동군 치매안심센터
경남 하동군 횡천면 경서대로 1189 (횡천리, 횡천중학교)
☎: 055-880-6850

함안군 치매안심센터
경남 함안군 군북면 함마대로 768-3 (중암리, 군북면보건지소)
☎: 055-580-3244

함양군 치매안심센터
경남 함양군 함양읍 한들로 141 (용평리, 함양군보건소)
☎: 055-960-8070

합천군 치매안심센터
경남 합천군 합천읍 동서로 39 (합천리, 종합사회복지관)
☎: 055-930-3730

전라남도(22개)

강진군 치매안심센터
전남 강진군 강진읍 목리길 11 (동성리, 강진군보건소)
☎: 061-430-5950

고흥군 치매안심센터
전남 고흥군 고흥읍 등암3길 5
☎: 061-830-6969

곡성군 치매안심센터
전남 곡성군 곡성읍 곡성로 854 (읍내리)
☎: 061-360-8984

광양시 치매안심센터
전남 광양시 광양읍 호북길 13-3 (칠성리, 치매안심센터)
☎: 061-797-4059

구례군 치매안심센터
전남 구례군 구례읍 동편제길 30 (백련리)
☎: 061-780-2026

나주시 치매안심센터
전남 나주시 이창동 풍물시장2길 57-32
☎: 061-339-4786

담양군 치매안심센터
전남 담양군 담양읍 완동길 10-5 (만성리)
☎: 061-380-2963

목포시 치매안심센터
전남 목포시 수문로 32 (남교동)
☎: 061-270-4271, 4272

무안군 치매안심센터
전남 무안군 무안읍 불무로 38-9 (교촌리, 무안군 치매안심센터)
☎: 061-450-5075

보성군 치매안심센터
전남 보성군 보성읍 갱맹골길 206 (주봉리 529번지)
☎: 061-850-8695

순천시 치매안심센터
전남 순천시 중앙로 232 (석현동, 순천시문화건강센터)
☎: 061-749-8888

신안군 치매안심센터
전남 신안군 압해읍 천사로 1004 (신장리, 신안군청)
☎: 061-240-8081

여수시 치매안심센터
전남 여수시 신월로 794 (봉강동)
☎: 061-659-5440

영광군 치매안심센터
전남 영광군 영광읍 신남로4길 17 (남천리)
☎: 061-350-4806

영암군 치매안심센터
전남 영암군 영암읍 오리정길 39 (춘양리, 영암군보건소)
☎: 061-470-6030

완도군 치매안심센터
전남 완도군 완도읍 농공단지길 34 (죽청리, 완도보건의료원)
☎: 061-550-5861

장성군 치매안심센터
전남 장성군 장성읍 성산5길 17 (성산리, 장성군 치매안심센터)
☎: 061-390-7161~70

장흥군 치매안심센터
전남 장흥군 장흥읍 동교1길 13 (건산리, 장흥군선거관리위원회)
☎: 061-860-6498

진도군 치매안심센터
전남 진도군 진도읍 남동1길 40-9
☎: 061-540-6964

함평군 치매안심센터
전남 함평군 함평읍 중앙길 54-8 (기각리, 함평보건소)
☎: 061-320-2391

해남군 치매안심센터
전남 해남군 해남읍 해남로 46
☎: 061-531-3703~10

화순군 치매안심센터
전남 화순군 화순읍 충의로 40 (삼천리, 치매안심센터)
061-379-5394

광주광역시(5개)

광주광역시 광산구 치매안심센터
광주 광산구 용아로379번길 77(산정동 1033)
☎: 062-960-6930

광주광역시 남구 치매안심센터
광주 남구 효우로 80 (노대동)
☎: 062-607-4369

광주광역시 남구 치매안심센터
광주 남구 효우로 80 (노대동)
☎: 062-607-4369

광주광역시 남구 치매안심센터
광주 남구 효우로 80 (노대동)
☎: 062-607-4369

광주광역시 남구 치매안심센터
광주 남구 효우로 80 (노대동)
☎: 062-607-4369

전라북도(14개)

고창군 치매안심센터
전북 고창군 고창읍 전봉준로 90 (율계리, 고창군보건소)
☎: 063-560-8725

군산시 치매안심센터
전북 군산시 수송동로 58 (수송동, 군산시보건소)
☎: 063-460-3211

김제시 치매안심센터
전북 김제시 동서8길 52 (요촌동)
☎: 063-540-1327

남원시 치매안심센터
전북 남원시 요천로 1285 (조산동, 남원시보건소)
☎: 063-620-5530

무주군 치매안심센터
전북 무주군 무주읍 한풍루로 413 (당산리, 무주군보건의료원)
☎: 063-320-8601

부안군 치매안심센터
전북 부안군 부안읍 오리정로 124 (봉덕리, 보건소)
☎: 063-580-3066

순창군 치매안심센터
전북 순창군 순창읍 순창로 127 (가남리)
☎: 063-650-5271

완주군 치매안심센터
전북 완주군 삼례읍 삼봉8로 10-12 (수계리)
☎: 063-290-4373

익산시 치매안심센터
전북 익산시 동서로 91 (모현동 2가)
☎: 063-859-4085

임실군 치매안심센터
전북 임실군 임실읍 호국로 1680
☎: 063-640-3373

장수군 치매안심센터
전북 장수군 장수읍 장천로 255-10
☎: 063-350-2677

전주시 치매안심센터
전북 전주시 완산구 전라감영로 33 (중앙동4가, 전주시보건소)
☎: 063-281-6291

정읍시 치매안심센터
전북 정읍시 금붕1길 215 (금붕동)
☎: 063-539-6951

진안군 치매안심센터
전북 진안군 진안읍 진무로 1189 (군상리, 진안보건소)
☎: 063-430-8588

제주특별자치도(6개)

서귀포시 동부 치매안심센터
제주 서귀포시 남원읍 태위로 527 (남원리, 동부보건소)
☎: 064-760-6125

서귀포시 서부 치매안심센터
제주 서귀포시 대정읍 최남단해안로15번길 12 (하모리, 서부보건소)
☎: 064-760-6249

서귀포시 치매안심센터
제주 서귀포시 중앙로101번길 52 (서홍동, 서귀포보건소)
☎: 064-760-6555

제주시 동부 치매안심센터
제주 제주시 구좌읍 김녕로14길 6 (김녕리, 동부보건소)
☎: 064-728-7551

제주시 서부 치매안심센터
제주 제주시 한림읍 강구로 5 (한림리, 서부보건소)
☎: 064-728-8661

제주시 제주 치매안심센터
제주 제주시 도남동 연삼로 264
☎: 064-728-8490

국내 다양한 치매 관련 서비스

1 장기요양 서비스

치매와 관련한 가장 대표적인 국가서비스는 장기요양 서비스다. 고령이나 노인성 질병(치매, 혈관성 질환, 파킨슨병 등)으로 6개월 이상 다른 사람의 도움 없이는 일상생활이 어려운 어르신에게 신체 활동 및 가사 활동, 인지 활동 지원 등의 서비스를 제공하며 국민건강보험공단 지역별 지사(노인장기요양보험 운영센터)를 통해 신청이 가능하다.

만약 어르신이 보훈대상자, 차상위층, 기초 생활 보장 수급자인 경우, 국비 지원이 최대 100%까지 제공된다. 기본적으로 1등급부터 5등급까지 구성되어 있는 노인 장기요양등급을 받아야 그 혜택을 받을 수 있는데, 자산이나 경제력과는 무관하게 어르신의 건강 상태만을 기반으로 판정이 진행된다. 특히 알츠하이머, 혈관성 치매, 파킨슨 등의 질환을 앓고 있는 분들은 거동 가능 상태와 상관없이 노인 장기요양등급을 100% 받을 수 있다는 장점이 있다. 그럼에도 불구하고 많은 가족이 이런 제도를 몰라 신청하지 못하고 있는 상황으로, 건강보험공단에서도 많은 홍보를 하고 있지만 아직 전체 노인분들 중 9% 정도만 그 혜택을 받고 있는 실정이다.

장기요양 서비스는 크게 둘로 나뉘는데, 시설에 들어가지 않고 집에 있는 어르신들에게 다양한 서비스를 제공해주는 재가 급여와 장기요양 서비스가 가능한 시설에 어르신이 입소하는 시설 급여, 혹은 재가 급여와 시설 급여 모두 어려울 경우 제공되는 가족 요양비가 있다.

· **재가 급여**

방문 요양

일반적으로 요양 시설이라고 하면 요양원을 떠올리기 마련인데, 사실 노인장기요양 서비스를 받으시는 어르신들 중 50% 이상이 방문 요양 서비스라고 하는 재가 서비스를 받고 있다. 여기서 방문 요양 서비스란 어르신 댁에 국가공인 요양보호사님이 방문해서 식사 도움, 청결 유지, 이동지원, 치매 프로그램 등을 제공해주는 요양 서비스다. 집에서 받는 요양 서비스라고 해서 '재가 방문 요양 서비스'라고 부르기도 한다. 이러한 방문 요양 서비스는 기본적으로 하루에 3시간씩, 주 5~6일 정도를 사용할 수 있는데, 국비 지원을 받게 되면 한 달에 24일 이상 요양보호사님이 방문하더라도 월 15만 원 정도의 본인 부담금만 발생하게 된다. 대략 시간당 2,300원 정도로 사용할 수 있는 셈이다.

사실 치매 증상이 있는 어르신들을 모시는 가족들이 가장 걱정하는 상황이 바로 어르신이 혼자 계실 때인데, 이러한 방문 요양 서비스를 이용하게 되면 매일 요양보호사님이 어르신의 식사 준비나 식사 도움, 어르신 공간에 대한 청소, 빨래, 어르신의 샤워 등을 도와주기 때문에 어르신이 혼자 거주하시거나 가족들이 집을 비우더라도 안정적인 케어를 받을 수 있게 된다. 즉, 방문 요양 서비스는 어르신의 일상생활을 보조하는 서비스이기도 하지만 어르신 케어에 대한 걱정이 있는 가족들을 위한 서비스이기도 하다.

만약 국비 지원 방문 요양 서비스를 받고 싶다면 가장 먼저 해야 할 것이 바로 '장기요양등급 판정'을 받는 것이다. 기본적으로 장기요양등급 판정은 건강보험공단을 통해 진행된다. 먼저 장기요양등급 신청서를 관할 건강보험공단에 제출하게 되면 관할 건강보험공단 지사의 조사관이 어르신 댁에 방문하여 50여 종의 질문지를 기반으로 어르신의 거동가능 상태나 인지 상태를 확인하게 되는데, 이러한 건강상태를 한 번 더 확인하기 위해 의사 소견서 제출을 요청하게 된다. 이렇게 조사관의 질문지와 의사 소견서를 기반으로 장기요양등급 판정 위원회에서 어르신의 장기요양등급 여부를 최종 판단하게 된다. 이 과정이 대략 한 달 정도가 소요되며, 어르신의 건강 상태에 따라 1~5등급이 나오거나 등급 외 판정, 그리고 등급 탈락 등의 판정이 이뤄지기도 한다. 다만, 만약 어르신이 경도더라도 치매 판정을 받으셨거나, 파킨슨과 같은 노인성 질환을 앓고 있다면 거동상태와 상관없이 장기요양등급 판정 대상이 되므로 조사관에게 반드시 어르신의 질병에 대해 자세히 보고할 필요가 있다.

그런데 만약 이렇게 힘들게 장기요양등급 판정을 받았더라도 실제 방문요양 서비스를 받기 위해서는 방문요양센터라고 하는 서비스 제공기관을 선정하는 과정이 필요하다. 사실 국내에는 방문요양기관이 약 21,000개 정도 존재한다. 그중 90% 가량이 개인이 운영하는 영세기관인데, 그러다 보니 우리 가족을 믿고 맡길 곳을 선택하기가 어려운 것이 사실이다. 특히 방문요양 서비스의 경우, '집'으로 외부인이 정기적으로 방문해야하기 때문에 방문요양센터에 대한 신뢰가 매우 중요하다. 그럼에도 불구하고 대부분의 보호자분들이 집 근처에 있는 방문요양센터에 방문해서 서비스 신청을 하는 경우가 많은데, 방문요양의 경우 지역과 상관없이 어르신 댁에서 가까운 요양보호사님을 파견하는 구조이기 때문에 방문요양센터 자체의 위치보다는 그 규모와 신뢰도를 기반으로 판단하는 것이 훨씬 중요하다. 즉, 해당 기관이 문제가 생겼을 때 얼마나 잘 대응해줄 수 있는 곳인지, 요양보호사님이 마음에 들지 않았을 때 얼마나 빨리 교체를 해줄 수 있는 곳인지 등을 기반으로 선택하는 것이 중요하다는 것이다.

실제로 건강보험공단과 한림대학에서 진행한 보건사회연구에 따르면, 개인이 운영하는 기관과 법인이 운영하는 기관의 서비스 질 수준의 유의미하게 차이가 났는데, 규모가 크거나 법인형태로 운영되는 경우 서비스 질이 유의미하게 높았다. 그러므로 장기요양등급 판정을 받았다면 이제는 신뢰 있는 방문요양기관을 선택하는데 공을 들여야 한다.

① 인지활동형 방문요양
신체·인지 기능의 유지·향상을 위한 인지 자극 활동과 일상생활 함께하기 훈련을 제공한다. 기존의 방문요양 가사 지원 서비스와는 달리 남아있는 기능의 유지·향상을 위해 수급자와 함께 옷 개기, 요리하기, 빨래, 식사 준비, 개인위생활동 등 일상생활을 함께 수행한다.

② 종일 방문요양
중증 치매 환자(장기요양 1~2등급)를 돌보는 가족을 지원하기 위한 제도로, 수급자(보호자)의 필요에 따라 하루(낮 또는 밤) 중 12시간 동안 치매 환자의 가정에서 요양보호사가 보호자를 대신하여 일상적인 돌봄 서비스를 제공한다.

*동일 기관에서 2회 이상 연속 이용하는 경우, 서비스 기간 중 간호(조무)사가 1회 이상 방문하여 어르신 상태 확인 및 응급상황에 대비할 수 있다. 종일 방문요양 급여를 하루 24시간 (2회 연속) 이용할 수 있으며, 연간 12회까지 이용할 수 있다.

법인 운영/전국서비스 가능 방문요양센터

1. ㈜한국시니어연구소
대표전화 : 1661-5290
홈페이지 : https://center.kslab.co.kr

2. ㈜더베스트
대표번호 : 031-305-5321
홈페이지 : https://blog.naver.com/bestcare

방문 목욕
2명 이상의 요양보호사가 목욕설비를 갖춘 장비를 이용하여 치매 환자 가정에 방문하여 목욕을 제공한다.

방문 간호
장기요양요원인 간호(조무)사 또는 치위생사가 의사, 한의사, 치과의사의 방문간호지시서에 따라 치매 환자 가정에 방문하여 간호, 진료의 보조, 요양에 관한 상담 또는 교육, 구강위생 등을 제공한다.

주야간 보호
'노인 유치원'으로 불리기도 하는 주야간보호센터는 하루 중 일정한 시간 동안 센터에서 지내며 신체 활동·인지 활동 지원 및 심신 기능의 유지·향상을 위한 교육·훈련 등을 제공받는다. 요양병원이나 요양원 대비 적은 본인 부담금과 바쁜 가족들의 돌봄을 받기 어려운 시간대에 센터를 방문하고 집으로 귀가할 수 있다는 장점 덕분에 그 이용자 수가 늘고 있다. 집 주변 주야보호센터를 찾기 어려운 경우 국민건강보험 사이트 장기요양기관조회(https://www.longtermcare.or.kr/npbs/t/z/150/selectLtcoInfoList)에서 리스트 확인이 가능하다.

단기 보호
일정 기간 동안 장기요양기관에 보호하여 신체 활동 지원 및 심신 기능의 유지·향상을 위한 교육·훈련을 제공한다.

기타 재가 급여(복지용구)
심신기능이 저하되어 일상생활을 영위하는 데 어려움이 있는 어르신들을 위하여 일상생활 또는 신체 활동 지원에 필요한 용구를 연간 160만 원 한도 내에서 대여하거나 저렴한 가격으로 구입할 수 있도록 돕는다. 단, 치매등급에 따라 지원되는 복지용구가 다르기 때문에 사전에 치매상담콜센터(1899-9988)로 문의 후 이용하면 좋다. (욕창 예방 매트릭스, 수동 휠체어, 전동 침대, 수동 침대, 이동 욕조, 목욕 리프트, 이동 변기, 지팡이 등)

· **시설 급여**
노인 요양 시설
노인성 질환 등으로 심신에 상당한 장애가 발생하여 도움이 필요한 노인에게 가정과 같은 주거여건과 급식·요양, 그밖에 일상생활에 필요한 편의를 제공한다. (치매전담형 노인 요양공동생활가정 포함)

· **가족 요양비(매월 15만 원 지급)**
장기요양기관이 현저히 부족한 도서·벽지 지역 거주, 천재지변, 신체·정신 또는 성격 등 그 밖의 사유로 장기요양기관이 제공하는 장기요양급여를 이용하기 어렵다고 인정하는 자에게 현금(월 15만 원)으로 지급한다.

2 치매 가족 휴가제

치매 환자를 돌보는 가족들에게 휴식을 주는 서비스로 연간 6일까지 이용할 수 있다. 치매 환자가 연간 6일까지 단기 보호 시설 또는 종일 방문 요양을 이용하도록 지원하여 병간호로 지친 가족들이 쉴 수 있도록 한다. 치매상담콜센터(1899-9988)로 문의하면 된다.

단기 보호 시설 입소

「장기요양 서비스 재가 급여」 수급자 중 치매 환자(1~5등급 치매 수급자, 인지지원등급 수급자)의 경우 연간 6일 이내 단기보호서비스 추가 이용이 가능하다.

종일 방문요양

「장기 요양 서비스 재가 급여」 1~2등급(중증) 수급자 중 치매 환자는 연간 12회 이내 종일 방문 요양 서비스 이용이 가능하다. (단, 하루 24시간 이용 시 종일 방문 요양 급여 2회를 1일로 산정함)

3 중증치매 산정특례

진료비 부담이 높고 장기간 치료가 필요한 질환에 대해 의료비 본인부담금을 낮춰주는 제도다. 중증 치매 환자의 경우 납부해야 하는 본인 부담률은 10%가 된다.
영상검사와 신경심리검사에서 해당 치매상병으로 진단받았고, 임상치매척도(CDR) 2점 이상 또는 전반적 퇴화척도(GDS) 5점 이상이며, 간이정신상태검사(MMSE) 18점 이하에 모두 해당하는 경우 국민건강보험공단 지역별 지사, 요양기관(치매 진단을 받은 병원)을 통해 신청이 가능하다.

4 치매 치료관리비 지원사업

치매를 조기에 지속적으로 치료·관리하여 치매 증상을 호전시키거나 악화를 지연시키도록 치매 치료비를 지원한다. 꾸준한 약물 치료로 증상 악화가 더 지연될 수 있도록 치매 환자의 치매 치료비(약제비 및 진료비)를 월 최대 3만 원(연 36만 원)까지 실비로 지원하는 서비스이다. 만 60세 이상, 소득 수준은 중위소득 120% 이하로 치매 치료제를 복용 중인 치매 환자가 대상으로 치매안심센터에 신청해 활용하면 된다.

5 치매 보험

치매 환자를 돌보는 가족들이 가장 걱정하고 있는 것 중 하나는 '내가 치매에 걸리면 어쩌지'라는 마음일 것이다. 치매 환자를 돕는 다양한 국가서비스가 존재하지만, 치매는 다른 질병에 비해 앓는 기간이 길기에 필수가 아님에도 관련 보험이 많은 이들의 주목을 받고 있는 현실이다. 치매 보험은 치매 보험, 간병 보험, 간병인 보험 등 그 종류도 다양하고 가입자의 연령이나 상황에 따라 필요한 보험이 다를 수 있기에, 여러 보험사에 충분한 상담을 통해 비교 후 가입을 고려해야 한다.

1) 라이나 생명 https://www.lina.co.kr
2) 메리츠 https://www.abllife.co.kr
3) 흥국 생명 https://www.heungkukdirect.com

치매 관련 시설 이용 Q&A

Q 치매 관련 시설, 어떻게 골라야 할까?

A 치매 환자의 경우 신체 상태의 악화보다는 돌봄 요구도의 증가가 입소 결정을 내리는데 중요한 이유가 된다. 문제행동, 돌봄 자의 건강 악화, 부담이 증가한다는 느낌, 인지 기능 감퇴 등의 문제들이 더해져서 환자를 요양 시설로 입소시키는 결정이 내려진다.
치매 환자를 위한 여러 시설은 이름도 다양하며 기능도 약간씩 차이가 있다. 시설이라고 모두가 치매 환자에게 적당한 것이 아니며, 병의 경과에 따라 적절한 시설이 달라질 수 있다.

Q 시설별 특징, 어떻게 정리할 수 있을까?

A **주야간 보호 시설** : 일정 기간 보살핌이 필요하며 심신 기능 유지 및 향상이 필요한 환자에게 적합(주야간보호 내 치매전담실 포함)
단기 보호 시설 : 부득이한 사정에 의해 일시적으로 보호가 필요한 환자에게 적합
노인 요양 시설 : 안정적인 상태를 유지하고 있는 환자에게 적합 (요양 시설 내 치매전담실 포함)
노인 요양 공동생활가정 : 심신에 장애가 발생하여 가정과 같은 주거 여건과 급식, 요양 및 일상생활에 편의를 필요로 하는 환자에게 적합 (치매전담형 노인 요양 공동생활가정 포함)
요양 병원 : 지속적으로 의료적 처치와 관찰이 필요한 환자에게 적합(치매전문 병동 포함)

Q 입소 시설을 고를 때 체크해야 할 것들은?

A **일반적인 고려사항**

- 시설 이용료는 얼마인가?
- 대기자가 많아서 입소하기 어려운가?
- 방문하기에 편리한 위치인가?
- 치매 환자의 증상과 중증도에 맞게 돌볼 수 있는 시설인가?
- 특별한 입소 조건이 있는가?
- 준비할 구비서류가 있는가?
- 친근감이 가고 환영하는 분위기인가?
- 건물, 대지, 병실은 적당한가?
- 홀로 앉아 쉴 만한 곳이 있는가?
- 안전대책은 만족할 만한가? 주위를 돌아다닐 수 있는가?
- 가족이 와서 식사를 보조해 줄 수 있고 샤워도 해줄 수 있는가?
- 식사나 목욕, 방의 온도 조절 등 일상생활 문제는 만족스러운가?
- 최소 인원의 당직자가 항상 대기하고 있는가?
- 비용에 대해 잘 확인하였는가?
- 입원 환자 개인의 권리는 어느 정도인가?
- 시설 직원의 태도는 어떠한가?

환경적 고려사항

· 시설이 편안하고 안락한가?
· 조명이 잘 되어 있는지 그리고 자연광이 적절히 들어오는가?
· 직원이 쉽게 시설에 있는 환자들을 관찰할 수 있는가?
· 바깥으로 나가는 것을 지연시키는 시스템이 갖춰져 있는가?
· 근무자와 환자의 비율은 적당한가?
· 믿음을 주고 사랑을 느끼게 만드는 치료자의 태도를 갖추고 있는가?

치매 관련 서비스 검토

· 치매 환자를 위한 프로그램이 얼마나 치료적으로 운영되는가?
· 활력징후 등 정기적인 건강 체크를 하고 있는가?
· 건강을 고려한 식단과 다양한 간식을 제공하는가?
· 약물복용 및 부작용 관찰, 배설 관리 등이 잘 이루어지고 있는가?
· 적절한 신체 활동을 유지시키는 프로그램이 운영되는가?
· 직원이 24시간 교대 근무를 하고 있는가?
· 치매에 대한 전문지식과 훈련을 받은 직원이 돌보는가?
· 응급상황이나 치매 정신 행동 증상을 다룰 때 어떤 대처 방법을 사용하는가?
· 가족 모임 등 환자 케어에 참여할 수 있는 프로그램이 있는가?

치매 시설 입소 시기는 다음의 요소들을 고려해 결정한다.

· 치매 환자의 생활 안정과 심신 기능의 유지 및 향상이 필요할 때
· 부득이한 사유로 가족의 보호를 받을 수 없어 일시적으로 보호가 필요할 때
· 가족이 더 이상 환자의 일상생활을 도와줄 수 없을 때
· 치매 환자의 망상과 환각 등 심각한 정신 행동 증상으로 타인과 공동생활이 어려울 때
· 치매와 동반된 신체 질환으로 인해 지속적 치료가 필요할 때

치매 관련 주요 기관 정리

치매상담콜센터
전국 어디서나 국번 없이 24시간 365일 연중무휴로 치매에 관한 정보를 알려줌 (치매 의심 증상, 원인, 치료, 치매 예방법, 치매 진단 시 지원서비스, 정부 치매 관련 제도 및 서비스) ☎: 1899-9988

중앙치매센터
국내 치매 관리를 대표하는 기관으로 치매에 관한 다양한 정보와 현황 등을 파악할 수 있음
www.nid.or.kr ☎: 1666-0921

경기도 광역치매센터
경기권을 전담하는 치매 관리기관
gyeonggi.nid.or.kr
☎: 031)271-7021

치매 파트너
치매 관련 교육과 봉사활동을 운영·관리하는 사이트
partner.nid.or.kr ☎: 1666-0921

치매종합포털 애플리케이션, <치매 체크>
치매위험체크, 뇌 훈련, 돌봄 서비스 관련 상담 및 정보 제공, 실종대응가이드, 치매 가족과의 교류 등이 가능

안드로이드폰 사용자
구글 플레이 스토어 또는 ONE 스토어에서 '치매 체크' 검색하여 다운로드

아이폰 사용자
애플 앱 스토어에서 '치매 체크' 검색하여 다운로드

국민건강보험공단
치매 관련 의료비 부담 절감 등을 상담받을 수 있음
☎: 1577-1000

보건복지콜센터
치매 관련 복지정책 등을 상담받을 수 있음
☎: 129

노인장기요양보험
노인을 지원하는 장기요양보험제도에 대한 정보가 정리되어 있으며 단기 보호 시설, 종일 방문 요양 기관 및 연락처 검색 가능
www.longtermcare.or.kr

안전Dream 홈페이지
실종자 관련 경찰지원센터가 운영하는 웹페이지 (안전Dream 애플리케이션도 이용 가능)
www.safe182.go.kr

한국치매협회
치매를 예방하고 퇴치하기 위해 운영 중인 협회
www.silverweb.or.kr ☎: 02)761-0710

한국치매 가족협회
치매 가족들의 입장을 대변하며 치매 환자, 가족, 간호사의 복지향상을 목적으로 하는 협회
www.alzza.or.kr ☎: 02)431-9963

대한치매학회
다양한 연구 학술활동을 통해서 우리나라의 치매 분야 발전에 이바지하는 치매 분야 대표 학회
www.dementia.or.kr ☎: 02)587-7462

치매쇼크 치매혁명

KBS <생로병사의 비밀> 제작팀이 전하는
치매 걱정 없이 사는 비밀

초판 인쇄	2021년 8월 30일
초판 발행	2021년 9월 10일
지은이	KBS <생로병사의 비밀> 제작팀
펴낸이	김희연
펴낸곳	에이엠스토리(amStory)
편집	정지혜, 조은호, 박예지
홍보·마케팅	㈜에이엠피알(amPR)
디자인	studio 213ho
인쇄	㈜상지사P&B
출판 신고	2010년 1월 29일 제2011-000018호
주소	(04352) 서울특별시 용산구 한강대로 296(참빛빌딩) 602호
전화	(02) 779-6319
팩스	(02) 779-6317
전자우편	amstory11@naver.com
홈페이지	www.amstory.co.kr
ISBN	979-11-85469-17-1(13510)

ⓒ KBS

*파본은 본사 혹은 이 책을 구입하신 서점에서 바꾸어 드립니다.
*이 책의 내용은 저작권법의 보호를 받는 저작물이므로 무단전재나 무단복제를 금합니다.
* 본 책자의 출판권은 KBS미디어(주)를 통해 KBS와 저작권 계약을 맺은 (주)에이엠스토리에 있습니다.
* 도서에 등장하는 사례자의 경우 2019년에 촬영된 <생로병사의 비밀> '치매 쇼크', '치매 혁명' 편의 인터뷰를 엮은 내용으로 현재 내용과 차이가 있을 수 있습니다. 해당 사례자의 실명은 가명으로 변경했습니다.